Russisch-Deutsch für die Pflege zu Hause

Nina Konopinski-Klein

Russisch-Deutsch für die Pflege zu Hause

Русско-немецкий разговорник для ухода за пациентами в домашних условиях

Mit 97 Abbildungen
Unter Mitarbeit von Dagmar Seitz und Joanna Konopinski

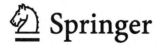 Springer

Nina Konopinski-Klein
Heilsbronn, Deutschland

ISBN 978-3-662-54152-4   ISBN 978-3-662-54153-1 (eBook)
https://doi.org/10.1007/978-3-662-54153-1

Die Deutsche Nationalbibliothek verzeichnet diese Publikation in der Deutschen Nationalbibliografie; detaillierte
bibliografische Daten sind im Internet über http://dnb.d-nb.de abrufbar.

Übersetzung: Karén Khachatryan Daniel-Beck, Ansbach
Umschlaggestaltung: deblik Berlin
Fotonachweis Umschlag: © Alexander Raths/thinkstock

Gedruckt auf säurefreiem und chlorfrei gebleichtem Papier

Springer ist Teil von Springer Nature
Die eingetragene Gesellschaft ist Springer-Verlag GmbH Deutschland
Die Anschrift der Gesellschaft ist: Heidelberger Platz 3, 14197 Berlin, Germany

Vorwort – Предисловие

Im Dezember 2013 waren in Deutschland 2,63 Millionen Menschen pflegebedürftig im Sinne des Pflegeversicherungsgesetzes (SGBXI). Mehr als zwei Drittel (71 % oder 1,86 Millionen) aller Pflegebedürftigen wurden zu Hause versorgt [...] Von diesen erhielten 1,25 Millionen Pflegebedürftige ausschließlich Pflegegeld – das bedeutet, dass sie in der Regel allein durch Angehörige gepflegt wurden. (Statistisches Bundesamt, Deutschland. Pressemitteilung Nr. 094 vom 12.03.2015)

В декабре 2013 года в Германии были 2,63 млн. человек нуждающихся в уходе согласно закону страхования ухода за пациентами (SGBXI). Больше чем 2 трети (71 % или 1,86 млн.) всех нуждающихся в уходе находились дома [...] Из них 1,25 млн. нуждающихся в уходе получали помимо денег еще и уход – это значит, что о них заботились, как правило, члены их семей. (Статистическое федеральное ведомство, Германия. Пресс-релиз Номера 094 от 12.03.2015)

Liebe Leserin, Lieber Leser,
Дорогая читательница, дорогой читатель,

wenn Sie dieses Buch in der Hand halten, überlegen Sie oder haben sich bereits entschieden, künftig in Deutschland als Pfleger(in) älterer Menschen zu arbeiten.

Если Вы держите в руках эту книгу, значит подумываете, или уже решили ухаживать за пациентами в Германии.

Da ich selbst vor 30 Jahren mit Sprachkenntnissen nahezu an der Nullgrenze nach Deutschland kam, kann ich sehr leicht nachvollziehen, wo die größten sprachlichen Hürden liegen. Ich möchte Sie dabei unterstützen, die Verständigung zu erleichtern und sich dadurch besser in Deutschland einzuleben.

Так как я сама 30 лет назад приехала в Германию с почти нулевыми знаниями языка, мне понятно, где в изучении языка лежат самые большие трудности. Кроме того я хотела бы помочь Вам облегчить общение и лучше адаптироваться в Германии..

❯ **Dieses Buch wird Ihnen helfen, sich in Alltags- und Pflegesituationen zurechtzufinden.**
   Эта книга поможет Вам ориентироваться в повседневной ситуации и облегчит уход за пациентами.

Die Ausschreibungen diverser Firmen bei der Suche nach geeignetem Personal zur Pflege deutscher Patienten setzen Kenntnisse der deutschen Sprache voraus. Ich gehe davon aus, dass Sie bereits einen Kurs absolviert haben oder gerade dabei sind, sich auf irgendeine Weise mit Deutsch auseinanderzusetzen. Trotzdem fange ich in diesem Buch mit Basisinformationen an – mit der Aussprache, Begrüßungssätzen und leichten Gesprächen.

Über die Tiefe der Unterhaltung können Sie jedoch selbst entscheiden, ich habe auch anspruchsvollere Vokabeln eingebaut.

Объявления различных компаний при поиске подходящего персонала для ухода за немецкими пациентами предполагают знания немецкого языка. Я исхожу из того, что Вы уже закончили курс или как раз готовы разбираться каким-либо способом с немецким языком. Все же я начинаю эту книгу с базовой информации – с произношения, приветственных предложений и легких бесед. Сложность беседы можете решать, тем не менее, Вы сами, я же предлагаю наиболее употребляемые слова.

Die Gliederung des Buches ist an Ihr tägliches Leben mit Ihrem Betreuten angepasst. Sie finden Beispiele für die Kommunikation mit Personen in unterschiedlicher Pflegebedürftigkeit. Es kann passieren, dass sich Ihr Betreuter aufgrund seines Zustandes nicht gut mit Ihnen unterhalten kann. Sie werden trotzdem Gelegenheit haben, zu sprechen: mit der Familie der Person, mit gesetzlichen Vertretern oder mit den Nachbarn und dem Arzt. Hierfür sind Sie gut gewappnet. Es kann aber auch sein, dass Ihr Betreuter nur körperlich eingeschränkt, dafür aber immer noch sehr fit im Kopf ist. Mit diesem Buch sind Sie auch für diese Möglichkeit gut ausgerüstet. Auf den folgenden Seiten entdecken Sie mehrere Beispiele, worüber Sie sich unterhalten können und was Sie gemeinsam unternehmen können.

Содержание книги приспособлено к Вашему повседневному общению с Вашим пациентом. Здесь найдутся примеры коммуникации с людьми нуждающимися в разной степени ухода. Может случиться, что Ваш пациент по состоянию здоровья лишен возможности беседовать с Вами. В таком случае у Вас будет все же возможность поговорить: с его семьей, с законными представителями или с соседями и врачом. Для этого Вы хорошо вооружены. А может быть, Ваш пациент ограничен только физически, однако находится в ясном сознании. Вы хорошо вооружены этой книгой и для этой степени общения. На следующих страницах Вы найдете множество примеров, с помощью которых вы сможете общаться с пациентом и прийти к взаимопониманию.

> **Das Buch ist so aufgebaut, dass Sie es, falls Sie Ihr Gegenüber nicht richtig verstehen, Ihrem Gesprächspartner vorlegen und ihn bitten können, entsprechende Wünsche und Formulierungen zu zeigen.**
>
> *Книга построена так, что если Вы не понимаете вашего собеседника, Вы можете попросить его показывать соответствующие желания и формулировки.*

Mit diesem Buch möchte ich nicht nur bewirken, dass Sie in jeder Situation des Pflegealltags schnell nachschlagen können, sondern auch dazu beitragen, dass Sie Ihre bereits vorhandenen Deutschkenntnisse verbessern bzw. perfektionieren. Nutzen Sie die breiten, leeren Seitenränder des Buches für eigene Bemerkungen, Vokabeln oder Notizen und machen Sie es so zu Ihrem ganz persönlichen Sprachbuch!

Ich möchte Sie dazu ermuntern, die deutsche Sprache zu lernen und dank dieser Fertigkeit so viele Kontakte wie möglich zu knüpfen.

Этой книгой я хотела бы не только помочь Вам справляться с уходом за пациентом, но и способствовать улучшению уже имеющихся у Вас знаний в области немецкого языка или доводить их до совершенства. Используйте широкие, пустые поля страницы книги для собственных замечаний, слов или заметок и сделайте таким образом ее Вашей личной языковой книгой!

Я хотела бы призвать Вас учить немецкий язык и с его помощью приобретать много новых контактов..

Sollten Sie Anregungen, Ergänzungen und Ideen zu diesem Buch haben, schreiben Sie mich an. Ich freue mich und werde versuchen, diese in der nächsten Auflage einzuarbeiten.

Если Вы имеете предложения, дополнения или идеи по содержанию этой книги, напишите мне. Я буду рада попытаться осуществить их в следующем издании.

Ein deutsches Sprichwort sagt:
Немецкая пословица гласит:
    „Das beste Deutsch ist, das von Herzen kommt!"
    „Лучший немецкий язык тот, который идет от сердца!"

Ich wünsche Ihnen viel Erfolg und Glück in Deutschland.
Я желаю Вам успехов и счастья в Германии.

Nina Konopinski-Klein
Heilsbronn im November 2013

Нина Конопински-Кляйн
Heisbronn (Хайлсбронн), Ноябрь 2013

VIII

Die Autorinnen – Авторы

- **Nina Konopinski-Klein**

Geboren in Oberschlesien/Polen. Lebt seit 1981 in Bayern. Studierte in Deutschland Betriebswirtschaft und Informatik (VWA). Hat in einem forschenden Pharmaunternehmen über 20 Jahre in den Bereichen wissenschaftlicher Informationsdienst, Marktforschung und zuletzt als leitende Angestellte im Marketing gearbeitet.

Arbeitet seit 2012 als selbstständige Beraterin und Trainerin im Gesundheitsbereich (Ärzte, Apothcker, Praxispersonal und Pharmafirmen) und studiert Psychologie.

Нина Конопински-Кляйн

Родилась в Верхней Шлезии/Польша. С 1981 живет в Баварии. После изучения в Германии организации производства и информатики (VWA), свыше 20 лет работала в ведущем, научно-исследовательском фармацевтическом предприятии, в отделе научной информации и исследования рынка, а в последние годы как менеджер в отделе маркетинга.

С 2012 года работает как независимый консультант и инструктор в ведомстве здоровья (врачи, фармацевты, работники врачебных практик и фармфирм) и изучает психологию.

Dieses Buch entstand mit der tatkräftigen Unterstützung von:
   Эта книга создавалась при активной поддежке:

- **Dagmar Seitz**

Geboren in Deutschland. Studierte Germanistik und Anglistik. Selbstständig als Redakteurin, Texterin und Lektorin

Дагмар Зайтз

Родилась в Германии. Дипломированный германовед и англовед. Независимый редактор, специалист по рекламе и лектор.

- **Joanna Konopinski**

Geboren in Oberschlesien/Polen. Lebt seit 1998 in Deutschland. Unternehmerin im Einzelhandel in Polen. Erfolgreiche Naturkosmetik-Beraterin in Deutschland.

Йованна Конопински

Родилась в Верхней Шлезии/Польша.С 1998 года живет в Германии. Свободный предприниматель в Польше. Успешный консультант гомеопатической косметики в Германии.

Ich bedanke mich herzlich. Es hat mir viel Spaß gemacht, mit Euch zu arbeiten.
   Работать с Вами было огромное удовольствие. Большое спасибо.

Inhaltsverzeichnis – содержание

Hinweise –
Предисловие

© Springer-Verlag GmbH Deutschland 2017
N. Konopinski-Klein, *Russisch – Deutsch für die Pflege zu Hause*, https://doi.org/10.1007/978-3-662-54153-1_1

Beispiel – *Пример*

Betreuter/deutscher Satz – Betreuter/Übersetzung ins Russische (russisch Übersetzung immer kursiv)

Пояснение

Ухаживающий за пациентом/предложение на немецком – пациент/перевод на руссский язык (русский перевод всегда курсивом)

Zu jedem Kapitel oder Unterkapitel gehört ein kleines Wortverzeichnis mit den für diese Situation üblichen Wörtern. An manchen Stellen habe ich auch eine Erklärung der Hintergründe oder einen Tipp für Sie hinzugefügt. Alle diese Informationen und Wörter sind absatzweise angeordnet, immer zuerst auf Deutsch und dahinter bzw. darunter kursiv auf Russisch. Die Übersetzung kann hier und da ein wenig holprig erscheinen, mir war es aber sehr wichtig, nicht literarisch, sondern so genau wie möglich zu übersetzen. Somit können Sie die in der Übersetzung vorhandenen Wörter in dem deutschen Satz erkennen. Hier hat der korrekte deutsche Satzbau die höchste Priorität. Sie wollen schließlich Deutsch lernen, Russisch sprechen können Sie schon.

В каждой главе или подглаве имеется небольшой перечень присущих для этой темы слов. В некоторых местах я добавила также информацию для Вас. Вся эта информация и слова расположены по абзацам, всегда сначала по-немецки а затем курсивом на русском языке. Перевод может казаться немного неуклюжим, так-как для меня было очень важно переводить не литературно а как можно точнее. Таким образом Вы можете узнавать имеющиеся в переводе слова в немецком предложении. Наивысший приоритет здесь имеет правильное построение предложения на немецком языке. В конце-то концом Вы хотите изучать немецкий язык, на русском Вы уже можете говорить.

Apropos Russisch – zur besseren Lesbarkeit, um nicht jedes Wort mit weiblicher und männlicher Endung schreiben zu müssen, habe ich mich im gesamten Buch für folgende Formen entschieden:

- Die pflegende Person ist weiblich und wird durchgehend „Pflegerin" genannt.
- Die gepflegte Person ist männlich (um gerecht zu bleiben) und wird „Betreuter" genannt.
- Die Kontaktpersonen (Familienangehörige des Betreuten, gesetzliche Vertreter, Entscheider usw.) werden alle einheitlich „verantwortliche Person" genannt.

Sollte es bei Ihnen anders sein (männlicher Pfleger, weibliche Betreute), spielt das in der deutschen Sprache keine große Rolle. Es gibt außer dem Artikel kaum einen Unterschied (der Betreute/die Betreute, der Pfleger/die Pflegerin).

Кстати о русском языке – для лучшей разборчивости, чтобы не быть обязанной писать каждое слово с женским или мужским окончанием, я решила во всей книге применять следующее правило:

- *Лицо, выполняющее заботу о пациенте, обозначается всегда женским словом "санитарка".*
- *Пациент, за которым выполняется уход, называется "окруженным заботой".*
- *Все лица окружающие "окруженного заботой"- члены семьи, представители закона, ответственные лица и т.д.) называются одинаково- "ответственное лицо".*

Ситуация, в которой- оказывающий заботу-санитар, или подопечный-женщина- не играет большую роль в немецком языке.

Die Artikel sind wichtig und gleichzeitig die größte Fehlerquelle, wenn man Deutsch als Fremdsprache lernt. Sie unterscheiden sich oft von den russischen, z. B. der Stern (männlich) – звезда (weiblich). Somit empfiehlt es sich, jedes Substantiv gleich mit dem dazugehörigen Artikel zu lernen.

Артикли важны и одновременно являются самым большим источником ошибок, если немецкий язык изучают как иностранный. Они часто отличаются от русских, например, **Stern** *(мужской род) – звезда (женский). Таким образом, рекомендуется запоминать каждое существительное соответственно принадлежащему ему статье.*

Wenn Sie nach bestimmten Formulierungen oder Wörtern suchen, haben Sie folgende Möglichkeiten:

- Entweder im Inhaltsverzeichnis suchen. Hier sind beide Sprachen in Spalten aufgelistet.
- Oder im Sachregister. Das ist auf Russisch und Deutsch. Auch hier können Sie entsprechende Themen schnell finden. Bei jedem Wort steht ein Verweis zu der Seite mit dem gesuchten Thema.
- In ▶ Kap. 13 habe ich einige Verben im Infinitiv und in den zwei wichtigsten Formen aufgelistet. Dort finden Sie auch eine einfache Erklärung zum Umgang mit den Zeitformen.

Если Вы ищете определенные формулировки или слова, у Вас есть следующие возможности:

- *Ищут либо: В оглавлении-здесь в двух разделах указаны оба языка.*

В предметном указателе-на русском и немецком языке. Здесь также Вы можете быстро нйти соответствующую тему. Рядом с каждым словом имеется ссылка с указанием находящейся в поиске темой.

В гл. 13 я перечислила несколько глаголов в неопределенной и в 2 самых важных формах. Там же Вы найдете и и простой пример для обращения с временными формами.

Ich habe versucht, soweit es mir möglich war, alle Bereiche des täglichen Lebens einer Pflegerin vollständig oder zumindest ausreichend abzudecken. Wenn Sie in einer Einrichtung tätig sein sollten, werden Ihnen Themen wie Pflegeberichte oder organisatorische Maßnahmen fehlen. Diese können Sie in entsprechenden Büchern nachschlagen, die auf diesen Bereich spezialisiert sind. Die meisten Pflegeeinrichtungen haben spezifische Standards für ihre Mitarbeiter und sie werden vor Ort diesbezüglich geschult. Auch wenn Sie den einen oder anderen Themenbereich dieses Buches in Ihrer aktuellen Situation vielleicht nicht brauchen, scheuen Sie sich trotzdem nicht, hin und wieder in einer freien Minute darin zu blättern, um neue Wörter und Sätze zu entdecken.

Я попробовала, насколько это было возможно полностью, или по меньшей мере достаточно полно коснуться всех областей ежедневной жизни санитарки. В книге не затронуты темы об уходе и организационных мероприятиях в специальных медицинских учреждениях. О них Вы можете справляться в выделеных на эту тему соответствующих книгах. У больших учреждений есть специфические стандарты по уходу за пациентами и сотрудники обучаются этому на месте. Даже если Вы, в Вашей конкретной ситуации, вероятно, не будете нуждаться в той или этой тематической области этой книги, все же не бойтесь полистать ее время от времени, чтобы обнаружить новые слова и предложения.

Allgemeines zum Umgang mit der Sprache – *Общее руководство по обращению с языком*

Die Kenntnis einer Sprache ist sehr relativ. Jeder von uns hat schon mal eine fremde Sprache gelernt und sich insgeheim gefragt, welcher Kenntnis- und Verständigungsstand als genügend oder ausreichend zu sehen ist. Da wir alle drei, die sich mit diesem Buch befasst haben, viel Erfahrung mit dem Erlernen von Fremdsprachen haben, bieten wir Ihnen noch ein paar Tipps:

Степень знания языка всегда очень относительно. Каждый из уже изучавших иностранный язык спрашивал себя тайком, какое состояние владения языком можно считать достаточ-

ным или недостаточным. Так как мы все, занимающиеся этой книгой, имеем достаточный опыт по изучению иностранных языков, мы предлагаем Вам еще несколько советов:

- Versuchen Sie, sich jeden Tag mindestens eine Viertelstunde lang mit Deutsch zu befassen.

  Пытайтесь заниматься каждый день минимум четверть часа немецким языком.

- Nehmen Sie jede Gelegenheit wahr, mit deutschsprachigen Personen in Kontakt zu treten und sich zu unterhalten.

  Воспользуйтесь каждым случаем вступить в контакт с немецкоговорящими людьми и беседовать с ними.

- Versuchen Sie, so oft wie möglich deutsches Radio zu hören und deutsche Fernsehprogramme zu schauen. Auch wenn Sie nicht alles verstehen, mit der Zeit wird es besser und Sie werden überrascht sein, welche Fortschritte Sie machen. Der häufigste Fehler von im Ausland lebenden Personen ist das Zögern, von sich aus den gewohnten Kreis zu verlassen. Es werden meist nur gleichsprachige Freundschaften geschlossen, schnellstmöglich wird ein Satellitenfernseher mit Programmen in der Muttersprache eingerichtet, es wird in Geschäften mit Produkten aus der Heimat eingekauft usw. Das ist verständlich, denn dadurch fühlt man sich sicherer und wohler, aber bezüglich der Integration und des Erlernens der deutschen Sprache ist es kontraproduktiv.

  Пытайтесь возможно часто слушать немецкое радио и смотреть программы немецкого телевидения. Даже если Вы не все понимаете, со временем Вам будет легче. Но наоборот, переселенцы окружают себя одноязычными знакомыми, спутниковая антенна обставляется программами на родном языке, покупаются продукты с родины и т.д. Это понятно, так как помогает чувствовать себя увереннее, но в отношении интеграции и изучения немецкого языка это контрпродуктивно.

- Kaufen Sie am Anfang entweder leichte Zeitschriften oder Groschenromane in deutscher Sprache. Groschenromane sind dünne Hefte, die eine einfache Geschichte beinhalten und leicht geschrieben sind. Es gibt sie in verschiedenen Themenbereichen: Liebe, Abenteuer, Western, Krimi oder auch als Arztroman. Während Sie lesen, schauen Sie nicht bei jedem Wort im Wörterbuch nach, sondern versuchen Sie, dessen Bedeutung aus dem Kontext zu erschließen. Mit der Zeit verstehen Sie mehr und mehr und können den Schwierigkeitsgrad je nach Anspruch steigern.

Покупайте в начале либо легкие журналы, либо грошевые романы на немецком языке. Грошевые романы- это тонкие тетради, которые содержат простую историю и легко написаны. Имеются они в различных тематических областях: Любовь, приключение, вестерн, детектив или врачебный роман. Читая, не смотрите при каждом слове в словарь, а пытайтесь открывать значение нового слова из контекста. Со временем Вы будете понимать все больше и больше и сможете увеличивать степень сложности в соответствии со своими возможностями.

▀ Schimpfen Sie nicht. Schimpfwörter in einer fremden Sprache werden meist falsch eingesetzt oder der Schweregrad des Wortes wird nicht erkannt, so dass man dabei entweder vulgär oder lächerlich wirkt.

Не ругайтесь. Бранные слова на иностранном языке применяются в большинстве случаев ошибочно, степень тяжести слова не узнается, так что действуют при этом либо вульгарно, либо смешно.

▪ **Tipps zum Umgang mit dem Buch –** *Советы по обращению с книгой*

Wie Sie bei der Benutzung dieses Buches am besten vorgehen? Die Möglichkeiten ergeben sich aus der Ihnen zur Verfügung stehenden Zeit. Sie können:

Когда лучше всего приступать к чтению этой книги? Возможно, в зависимости от находящегося в у Вашем распоряжении времени. Вы можете:

▀ Dieses Buch vom Anfang bis zum Ende lesen und Ihre Kenntnisse mit den Inhalten abgleichen. Beginnen Sie mit dem Inhaltsverzeichnis.

Прочтите с начала до конца и сравните Ваши знания с содержанием книги. Начните с оглавления.

▀ In Alltagssituationen das Gewünschte nachschlagen und Formulierungen oder Wörter aussuchen.

В предложенных книгой повседневных ситуациях выберите нужные формулировки или слова.

▀ Wenn Sie Ihren Gesprächspartner nicht richtig verstehen, ihm das Buch vorlegen und ihn darum bitten, entsprechende Sätze zu zeigen.

Если Вы неправильно понимаете Вашего собеседника, попросите его показать в книге соответствующие предложения.

- In Ihrer Freizeit bestimmte Kapitel auswählen und die Formulierungen laut lesen. Sollten Sie dem Betreuten etwas vorlesen wollen, kann auch hier das Buch sehr nützlich sein.
  В свободное время выбирайте определенные главы и громко читайте формулировки. Книга может быть очень полезна также, если Вы захотите что-то почитать окруженному заботой.
- Das Buch als täglichen Begleiter nutzen, die Tagesberichte herauskopieren und zeitnah ausfüllen, leere Seiten bzw. die Seitenränder für eigene Notizen verwenden.
  Постоянно имейте книгу с собой, используйте свободные листы или поля страницы для собственных заметок.

Vorstellung – Содержание

© Springer-Verlag GmbH Deutschland 2017
N. Konopinski-Klein, *Russisch – Deutsch für die Pflege zu Hause*, https://doi.org/10.1007/978-3-662-54153-1_2

Приветствие и прощание

2.1 Begrüßung und Abschied – Приветствие и прощание

Herzlich willkommen	*Добро пожаловать (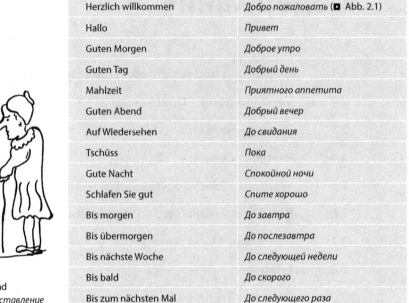 Abb. 2.1)*
Hallo	*Привет*
Guten Morgen	*Доброе утро*
Guten Tag	*Добрый день*
Mahlzeit	*Приятного аппетита*
Guten Abend	*Добрый вечер*
Auf Wiedersehen	*До свидания*
Tschüss	*Пока*
Gute Nacht	*Спокойной ночи*
Schlafen Sie gut	*Спите хорошо*
Bis morgen	*До завтра*
Bis übermorgen	*До послезавтра*
Bis nächste Woche	*До следующей недели*
Bis bald	*До скорого*
Bis zum nächsten Mal	*До следующего раза*

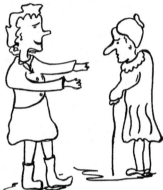

Abb. 2.1 Vorstellung und Begrüßung – *Рис. 2.1 Представление*

■ ■ **Dialog – Диалог**

▬ Ich begrüße Sie herzlich.
   Я приветствую Вас сердечно.
▬ Es freut mich, Sie kennenzulernen.
   Рада познакомиться с Вами.
▬ Danke für die Einladung.
   Спасибо за приглашение.
▬ Ich möchte mich verabschieden.
   Я хотела бы попрощаться.
▬ Ich danke Ihnen für Ihren Besuch.
   Благодарю Вас за посещение.
▬ Es war sehr nett mit Ihnen.
   С Вами было очень приятно.
▬ Kommen Sie bald wieder.
   Возвращайтесь поскорее/Приходите снова.
▬ Kommen Sie gut nach Hause.
   Счастливого/хорошего/возвращения домой.

2.2 Verständigung – Пояснение

Общение

■■ Dialog – Диалог

Ich spreche nicht gut Deutsch.
Я плохо говорю по-немецки.

Sprechen Sie bitte langsam.
Говорите, пожалуйста помедленнее.

Sprechen Sie bitte deutlich.
Говорите, пожалуйста поотчетливее.

Ich habe Sie nicht verstanden.
Я не поняла Вас.

Ich habe Sie akustisch nicht verstanden.
Я не расслышала Вас.

Sprechen Sie bitte lauter.
Говорите, пожалуйста громче.

Verstehen Sie mich?
Вы понимаете меня?

Bitte wiederholen Sie das noch einmal.
Повторите, пожалуйста еще раз.

Verstehen Sie Englisch?
Понимаете Вы английский язык?

2.3 Person – Персона

Персона

■■ Dialog – Диалог

Wie heißen Sie?
Как Вас зовут?

  Mein Name ist …
  Меня зовут…

Ich habe Ihren Namen nicht verstanden, können Sie ihn bitte wiederholen?
Я не поняла Ваше имя, повторите его, пожалуйста?

Wie ist Ihr Nachname?
Как Ваша фамилия?

Bitte schreiben Sie mir Ihren Namen auf.
Пожалуйста, напишите мне Ваше имя.

  Warten Sie, ich schreibe Ihnen meinen Namen auf.
  Подождите, я напишу Вам мое имя.

Können Sie Ihren Namen buchstabieren?
Можете ли Вы разобрать/разделить по буквам Ваше имя?

  Ich buchstabiere meinen Namen.
  Я разбираю по буквам мое имя.

2

— Wie alt sind Sie?

Сколько Вам лет?

— Ich bin … Jahre alt.

Мне… лет.

■ **Personalangaben** – *Личные данные*

der Name	*фамилия*
der Vorname	*имя*
das Geburtsdatum	*дата рождения*
der Geburtsort	*место рождения*
das Alter	*возраст*
das Geschlecht	*пол*
die Religion	*религия*
der Familienstand	*семейное положение*
die Staatsangehörigkeit	*гражданство*
der Wohnort	*место жительства*
die Adresse	*адрес*
die Personalausweisnummer	*номер удостоверения личности*
die Reisepassnummer	*номер загранпаспорта*

Семья

2.4   Familie – Семья

■■ **Dialog** – **Диалог**

— Sind Sie verheiratet?

Вы женаты/замужем?

— Nein. Ich bin Single.

Нет. Я одинока/я холост

— Nein, aber ich habe einen Freund/ich bin verlobt.

Нет, но у меня есть друг/я обручена.

— Wann wollen Sie heiraten?

Когда Вы хотите сочетаться браком?

— Noch nicht.

Еще нет.

— Bald.

Скоро.

— Dieses Jahr.

В этом году.

— Nächstes Jahr.

В будущем году.

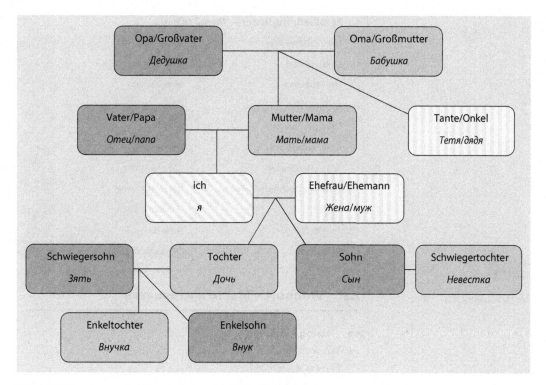

Abb. 2.2 Organigramm Familienmitglieder – *Рис. 2.2 Члены семьи*

Ich bin geschieden.
Я разведен/разведена.
Ich bin verwitwet.
Я вдова/вдовец.
Haben Sie Kinder?
Есть ли у Вас дети?
Nein, ich habe keine Kinder.
Нет, у меня нет детей.
Ja, ich habe eine Tochter/ich habe einen Sohn.
Да, у меня есть дочь/у меня есть сын.
Ich habe … Töchter/ich habe … Söhne.
Я имею … Дочери/я имею … Сыновей.
Wie alt sind Ihre Kinder?
Сколько лет Вашим детям?
Meine Kinder sind 10 und 14 Jahre alt.
Моим детям 10 и 14 лет.
Ich bin schon Oma und habe zwei Enkelkinder.
Я - уже бабушка и имею двух внуков. (🔲 Abb. 2.2)

- **Familienmitglieder – *Члены семьи***

Ehefrau/Ehemann	*Жена/муж*
Enkelin/Enkel	*Внучка/внук*
Mutter/Mama	*Мать/мама*
Nichte/Neffe	*Племянница/племянник*
Oma/Großmutter	*Бабушка*
Opa/Großvater	*Дедушка*
Schwester/Bruder	*Сестра/брат*
Schwiegertochter/Schwiegersohn	*Невестка/зять*
Tante/Onkel	*Тетя/дядя*
Tochter/Sohn	*Дочь/сын*
Vater/Papa	*Отец/папа*

Место жительства

2.5   **Wohnort – Место жительства**

- - **Dialog – Диалог**
- Wo wohnen Sie?
  Где вы живете?
  - Ich wohne in …
    Я живу в …
- Ist das eine Stadt?
  Это город?
  - Ja, es ist eine große/kleine Stadt.
    Да, это большой/маленький город.
  - Nein, es ist ein Dorf.
    Нет, это деревня.
- Wo liegt das Dorf?
  Где находится эта деревня?
- Bitte zeigen Sie mir Ihre Stadt auf der Karte.
  Пожалуйста, покажите мне Ваш город на карте.
  - Ja, gerne, das ist meine Stadt.
    Да, охотно, вот это- мой город.
- Die nächste große Stadt ist …
  Следующий большой город …

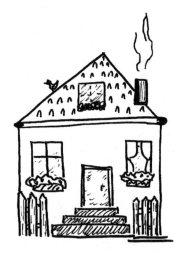

☐ **Abb. 2.3** Wohnort – *Рис. 2.3 Место жительства*

- Wohnen Sie in einer Wohnung oder in einem Haus?
  Вы живете в квартире или в доме? (☐ Abb. 2.3)
- Ich wohne in einer Wohnung mit … Zimmern, die Wohnung ist …
  Я проживаю в ….. комнатной квартире …
- im Erdgeschoss
  на нулевом этаже/в партере

▬ in der … Etage
на… этаже

▬ im Dachgeschoss
в мансарде

▬ Ich wohne in einem kleinen/großen Haus …
Я живу в маленьком/большом доме …

▬ … mit/ohne Garten/Balkon/Terrasse
с садом, балконом, террассой/без сада, балкона, террассы

▬ Leben Sie alleine?
Живете Вы одна?

  ▬ Nein, ich wohne zusammen mit … (Organigramm Familie,
🔲 Abb. 2.2)
Нет, я живу вместе с семьей,(состав семьи, рис. 2.2)

  ▬ Wir bauen gerade ein Haus (um)
Мы как раз перестраиваем дом.

▬ Wie oft fahren Sie nach Hause?
Как часто Вы ездите домой?

  ▬ Jede Woche
Каждую неделю.

  ▬ Alle zwei Wochen.
Каждые две недели.

  ▬ Einmal im Monat.
Раз в месяц.

  ▬ Ich werde in drei Monaten nach Hause fahren.
Я поеду домой через 3 месяца.

  ▬ Wenn meine Vertreterin, Frau X, kommt, werde ich nach
Hause fahren.
*Я поеду домой, когда приедет моя сменщица,
госпожа Икс.*

▬ Wie reisen Sie?
На чем Вы поедете?

  ▬ Mit dem Bus/Zug/Auto/Flugzeug.
На автобусе, самолете, поезде, автомашине.
(🔲 Abb. 2.4)

2.6 Beruf und Ausbildung – Профессия и образование

Профессия и образование

▪▪ **Dialog**

▬ Welchen Schulabschluss haben Sie?
Какую школу Вы окончили?

  ▬ Ich habe 8 Klassen Grundschule besucht.
Я окончила восемь классов начальной школы.

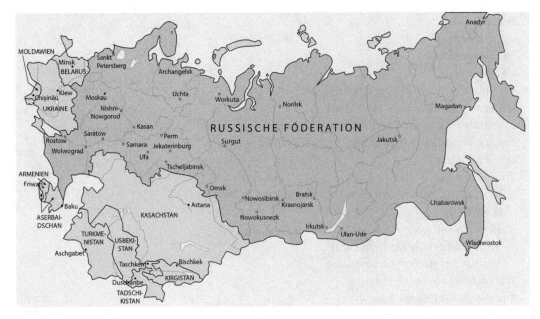

■ **Abb. 2.4** *Рис. 2.4* Landkarte *Карта*

▬ Ich habe eine Berufsschule besucht.
  Я посещала профессиональную школу.
▬ Ich habe eine technische Schule mit Abschluss Abitur
  besucht.
  Я посещала техникум и имею аттестат зрелости.
▬ Ich habe Abitur.
  У меня есть аттестат зрелости.
▬ Ich habe … studiert.
  Я училась ….
▬ Welchen Beruf haben Sie gelernt?
  Какой профессии Вы обучались?
▬ Mein gelernter Beruf ist …
  Моя квалифицированная профессия …Я обучалась
▬ Ich bin von Beruf …
  Я по профессии …
▬ Ich bin arbeitslos gewesen.
  Я была безработной.
▬ Ich war Hausfrau.
  Я была домашней хозяйкой.
▬ Ich bin Rentnerin.
  Я - пенсионерка.
▬ Ich bin pensioniert.
  Я уволена на пенсию.

■ **Einige Berufe –** *Несколько профессий*

die Büroangestellte	*бюрослужащая*
die Friseurin	*парикмахер*
die Gärtnerin	*садовница*
die Hausfrau	*домохозяйка*
die Köchin	*повариха*
die Kosmetikerin	*косметолог*
die Krankenschwester	*медсестра*
die Lehrerin	*преподавательница*
die Pflegerin	*санитарка*
die Schneiderin	*портниха*
die Verkäuferin	*продавщица*

2.7 Interessen – Круг интересов

Круг интересов

■■ **Dialog –** *Диалог*

▬ Haben Sie einen Führerschein?

Есть у вас водительские права?

▬ Ja, ich habe einen Führerschein und bin schon viel gefahren.

Да, я имею водительское удостоверение и уже много ездила.

▬ Ich habe einen, aber ich bin bisher nicht viel Auto gefahren.

У меня есть, но я пока мало управляла машиной.

▬ Ich habe einen, aber ich habe noch nicht viel Erfahrung.

У меня есть, но у меня пока небольшой опыт.

▬ Ich habe keinen Führerschein.

У меня нет водительского удостоверения.

▬ Ich bin gerade dabei, den Führerschein zu machen.

Я как раз собираюсь делать водительское удостоверение.

▬ Haben Sie Hobbys?

Есть ли у Вас хобби?

■ **Die Handarbeit –** *Ручная работа*

das Basteln	*мастерить*
das Häkeln	*вязать крючком*
das Nähen	*шить*
das Sticken	*вышивать*
das Stricken	*вязать (☐ Abb. 2.5)*

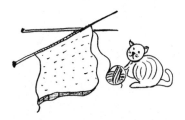

☐ **Abb. 2.5** Handarbeit – *Рис. 2.5 Ручная Работа*

▪▪ Dialog – Диалог

▭ Was machen Sie gerne?

Что Вы охотно делаете? Чем Вы любите заниматься?

▭ Ich kann sehr gut kochen/backen.

Я очень хорошо варю/пеку.

▭ Ich kann schön stricken/häkeln/sticken/nähen.

Я могу хорошо вязать/вязать крючком/вышивать/ шить.

▭ Womit beschäftigen Sie sich gerne?

Чем Вы охотно занимаетесь/любите заниматься?

▪ Das Vergnügen – Удовольствия

das Essengehen/das Kochen	*Ходить в ресторан. Готовить.*
die Freunde treffen	*Встречаться с друзьями.*
das Musizieren	*Заниматься музыкой.*
das Reisen	*Путешествовать.*
das Spielen/Kartenspielen	*Играть в настольные игры/Играть в карты.*
das Tanzen/das Ausgehen	*Танцевать./Выходить в народ/В люди.*

▪▪ Dialog – Диалог

▭ Können Sie …?

Можете ли Вы…?

▭ Interessieren Sie sich für …?

Интересуетесь ли Вы…?

▭ Was interessiert Sie?

Что интересует Вас?

▭ Ich gehe gerne ins Kino.

Я с удовольствием хожу в кино.

▭ Ich sehe gerne fern.

Я с удовольствием смотрю телевизор.

▭ Ich wandere gerne.

Я с удовольствием хожу на экскурсии..

▭ Ich gehe gerne spazieren.

Я люблю ходить гулять.

▭ Ich reise gerne.

Я люблю путешествовать.

▭ Ich lese gerne Bücher/Zeitschriften/Zeitungen.

Я с удовольствием читаю книги/журналы/газеты.

■ **Sportarten aktiv und passiv** – *Активные и пассивные занятия спортом*

das Autorennen	*автогонки*
das Boxen	*бокс*
der Fußball	*футбол*
das Golf	*гольф*
das Laufen/das Joggen	*бег/ходьба*
die Olympiade	*олимпиада*
das Radfahren	*велоспорт*
das Schwimmen	*плавание*
das Skifahren	*лыжи*
das Tennis	*теннис*
das Wandern	*путешествовать пешком*
das Yoga	*иога*

■ **Kultur** – **Культура**

das Fernsehen	*телевизор*
die Geschichte	*история*
das Kino	*кино*
die Konzerte	*концерты*
das Kreuzworträtsel	*кроссворды*
die Kunst	*искусство*
das Lesen	*чтение*
die Literatur	*литература*
die Musik	*музыка*
das Museum	*музей*
die Nachrichten	*новости*
die Oper	*опера*
die Politik	*политика*
das Sudoku	*судоки*
das Theater	*театр*
die Zeitung	*газета (◘ Abb. 2.6)*

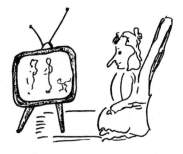

◘ **Abb. 2.6** Kultur – *Рис. 2.6 Культура*

Опыт

2.8   Erfahrung – Опыт

■ ■   **Dialog – Диалог**

Waren Sie schon mal in Deutschland?

Бывали ли Вы в Германии?

Nein, noch nicht, aber ich war schon in …

Нет, но я уже побывала в …

Nein, ich bin zum ersten Mal in Deutschland.

Нет, я в первый раз в Гемании.

Ja, ich war schon … mal in Deutschland

Да, я была …раза в Германии.

Wo in Deutschland waren Sie schon?

Где в Германии Вы уже бывали?

Welche Städte kennen Sie?

Какие города Вы уже знаете?

Ich war in …

Я уже была в …

Haben Sie schon in Deutschland gearbeitet?

Вы уже работали в Германии?

Ja, ich habe schon in Deutschland gearbeitet.

Да, я уже работала в Германии.

Nein, ich habe noch nicht in Deutschland, aber in England gearbeitet.

Нет, я еще не работала в Германии, но уже работала в Англии.

Nein, ich habe bisher nur in Rußland gearbeitet.

Нет, раньше я работала только в России.

Haben Sie Erfahrung in der Seniorenbetreuung?

Есть ли у Вас опыт работы с пожилыми людьми?

Ich habe meine Oma /meinen Opa/meine Nachbarin betreut.

Я ухаживала за моим дедом/за моей бабушкой и за моей соседкой.

Ja, ich habe die letzten zwei Jahre eine Frau gepflegt.

Да, последние два года я ухаживала за одной женщиной.

Ja, ich arbeite schon seit Langem als Pflegerin.

Да, я уже долгое время работаю санитаркой.

Ich habe schon Erfahrung.

Да, у меня уже есть опыт.

Nein, ich habe noch keine Erfahrung.

Нет, у меня пока нет опыта.

2.9 Das erste Treffen – Первая встреча

Das erste Treffen ist sehr wichtig für die künftige Zusammenarbeit. Seien Sie offen und interessiert. Sie können sich bereits im Vorfeld Ihre Fragen überlegen und aufschreiben. Je mehr Sie gleich zu Anfang klären, desto reibungsloser wird der Alltag verlaufen. Versuchen Sie, alle Ihnen gestellten Fragen zu beantworten. Sollten Sie etwas für sich behalten wollen (wenn die Frage zu persönlich oder für Sie zu schmerzhaft ist), sagen Sie ruhig und freundlich:

Первая встреча очень важна для будущего сотрудничества. Покажите Вашу открытость и заинтересованность. Вы можете уже заранее обдумать и записать Ваши вопросы. Чем больше Вы выясните с самого начала, тем безупречнее пойдет повседневная жизнь. Постарайтесь ответить на все заданные Вам вопросы. Если Вы захотите что-то сохранить в себе (если вопрос слишком болезненный или слишком личный для Вас), говорите спокойно и любезно:

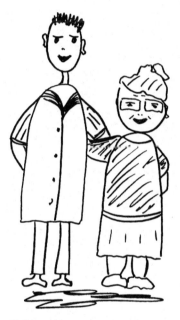

- Ich bitte um Ihr Verständnis, aber ich kann heute nicht darüber reden. Danke.

  Я прошу Вашего понимания, но сегодня я не могу говорить об этом. Спасибо.

Um sicher zu sein, dass das Wichtigste besprochen wurde, fragen Sie nach:

Чтобы быть уверенным, что самое важное уже обговорено, осведомитесь:

- Haben Sie noch Fragen an mich/wichtige Informationen für mich?

  Есть ли у Вас еще вопросы ко мне/имеете ли Вы еще информацию для меня? (◘ Abb. 2.7)

◘ **Abb. 2.7** Das erste Treffen – *Рис. 2.7 Первая встреча*

In Deutschland sprechen viele Menschen Dialekte, die sich in der Aussprache von dem aus Fernseher und Radio gewohnten Hochdeutsch unterscheiden. Es kann Ihnen passieren, dass Sie Ihre Auftraggeber am Anfang gar nicht verstehen, auch wenn Sie ein wenig Deutsch können. Erschwerend kommt hinzu, dass ältere Personen oftmals leise oder unverständlich sprechen. Scheuen Sie sich nicht zu sagen:

- Entschuldigung, aber ich habe Sie nicht verstanden.
- Können Sie das bitte wiederholen?
- Bitte wiederholen Sie den letzten Satz.
- Können Sie bitte langsamer/lauter/deutlicher sprechen?

В Германии много людей говорят на диалектах, которые отличаются от привычного, произносимого по телевизору и радио литературного немецкого языка. С Вами может случится, что Вы в начале вообще не будете понимать Ваших пациентов, даже если Вы немного понимаете немецкий язык. Сложность усугубляет и то, что более старые люди говорят часто тихо или невнятно. Не бойтесь говорить:

- *Простите, но я Вас не поняла.*
- *Пожалуйста можете ли Вы повторить?*
- *Пожалуйста, повторите последнее предложение.*
- *Пожалуйста, говорите медленнее/громче/отчетливее?*

▪▪ Dialog – Диалог

- Bitte treten Sie ein.
  Заходите, пожалуйста.
  - Danke. Guten Tag. Ich bin …
    Спасибо. Добрый день. Я …
- Wie war Ihre Reise?
  Как прошла Ваша поездка?
  - Danke, gut.
    Спасибо, хорошо.
  - Leider etwas anstrengend.
    К сожалению, немного тяжеловато.
- Sind Sie müde? Möchten Sie sich ausruhen?
  Вы устали? Хотите отдохнуть?
  - Ich bin müde, kann mich aber später ausruhen.
    Я устала, но могу отдохнуть и попозже.
  - Ich würde mich gerne frisch machen/umziehen/waschen.
    Я хотела бы освежится/переодеться/помыться.
  - Nein, ich bin nicht müde.
    Нет, я не устала.
- Nehmen Sie bitte Platz. Setzen Sie sich.
  Садитесь, пожалуйста.
- Möchten Sie etwas trinken?
  Вы хотите что-нибуь выпить?
  - Danke. Ein Glas Wasser/einen Kaffee.
    Спасибо. Стакан воды/кофе.
  - Wo kann ich mein Gepäck abstellen?
    Где я могу оставить мой багаж?
- Geben Sie mir Ihren Koffer. Ich helfe Ihnen.
  Дайте мне Ваш чемодан. Я помогу Вам.
- Ich zeige Ihnen Ihr Zimmer.
  Я покажу Вам Вашу комнату.

- Hier ist das Bad/die Toilette.
  Вот Ванная/туалет.
- Herzlich willkommen. Schön, dass Sie da sind.
  Добро пожаловать. Приятно видеть Вас здесь.
  - Ich freue mich, hier zu sein.
    Я чувствую себя здесь хорошо.
  - Ich hoffe, wir werden gut zusammenarbeiten.
    Надеюсь, мы будем хорошо вместе работать.

Gespräche –
Беседа

© Springer-Verlag GmbH Deutschland 2017
N. Konopinski-Klein, *Russisch – Deutsch für die Pflege zu Hause*, https://doi.org/10.1007/978-3-662-54153-1_3

3.1   Allgemeine Fragen – Общие вопросы

▪▪ Dialog – Диалог

— Wer ist das?
Кто это?
— Das ist … (Name Person)
Это… (имя человека)

— Was ist das?
Что это?
— Das ist … (Name Sache)
Это …(название предмета)

— Wo ist das?
Где это?
— Das ist hier/nicht da/in …/auf …/(Ort)
Это здесь/не там/в … /на … /(место события)

— Wem soll ich das geben?
Кому я должен это отдать?

— Wen soll ich fragen?
Кого я должен спросить?

— Was bedeutet das?
Что это значит?

— Wie heißt das?
Как это называется?

— Was soll ich machen?
Что я должен делать?

▪ Fragewörter – *Вопросительные слова и выражения*

wann?	когда?
seit wann?	с каких пор?
warum/wieso?	почему?/каким образом?/как так?
was?	что?
welcher/welche/welches?	который?
wem?	кому?
mit wem?	с кем?
wen?	кого?
wie lange?	как долго?
wer?	кто?
wo?	где?
wofür?	за что?
woher?	откуда?
wohin?	куда?
wozu?	зачем?/ради чего?

3.2　Wichtige Sätze – Важные предложения

- **Bestätigung/Zustimmung –** *Подтверждения/Утверждения*

Da stimme ich Ihnen zu.	*Я подтверждаю/утверждаю это.*
Wahrscheinlich ja.	*Вероятно.*
Natürlich.	*Конечно.*

- **Zweifel/Unsicherheit –** *Сомнение/Неуверенность*

Da bin ich nicht sicher.	*Я не уверен.*
Ich weiß es nicht.	*Я не знаю.*
Da muss ich nachfragen.	*Я должен об этом порасспрашвать*
Ist das wirklich so?	*Это точно? Это действительно так?*
Ich kann das nicht sagen.	*Этого я сказать не могу.*

- **Verneinung/Absage –** *Отрицание/Отказ*

Leider nicht.	*К сожалению, нет.*
Nicht mehr.	*Больше нет/Уже нет.*
Noch nicht.	*Еще нет.*
So ist es nicht.	*Это не так.*
Sicher nicht.	*Конечно, нет.*
Es ist anders.	*Это другое/Это по- другому.*
Das stimmt nicht.	*Это неправда./Это неточно*
Es tut mir leid, aber …	*Мне жаль, но…*
Seien Sie mir nicht böse, aber …	*Не злитесь на меня, но…*

- **Danken –** *Выражение благодарности*

Vielen Dank	*Большое спасибо.*
Danke sehr	*Огромное спасибо.*
Herzlichen dank (Alle Formen gleichwertig)	*Сердечное спасибо. (Все формы выражения.)*
Das ist sehr schön, danke.	*Это прекрасно, спасибо.*
Ich bin sehr dankbar.	*Я очень благодарен.*
Ich bin sehr zufrieden.	*Я очень доволен.*

- **Bedauern/Entschuldigung –** *Сожаление/извинение*

Es tut mir leid	*Мне очень жаль.*
Es ist mir peinlich.	*Мне неловко.*
Bitte verzeihen Sie mir.	*Пожалуйста, простите меня.*
Das wollte ich nicht.	*Я не хотел этого.*

Ich bitte um Entschuldigung.	*Я прошу прощения.*
Das war nicht meine Schuld.	*Это было не по моей вине./Я не виноват.*
Es ist schrecklich.	*Это ужасно.*
Ich bin sehr traurig.	*Я очень опечален.*
Ich bin sehr unzufrieden.	*Я очень недоволен.*

Самочувствие

3.3   Befinden – Самочувствие

■■   **Dialog – диалог**
▬ Wie geht es Ihnen?
  Как Вы себя чувствуете?
  Как у Вас дела?
  ▬ Gut.
    Хорошо.
▬ Das freut mich.
  Это радует меня.
▬ Nicht so gut.
  Не очень хорошо/Неважно.
▬ Oh, warum denn?
  О, почему же?
  ▬ Schlecht.
    Плохо.
▬ Das tut mir aber leid. Was fehlt Ihnen? (w.o.)
  Мне очень жаль! Что с вами?
▬ Wie kann ich Ihnen helfen?
  Чем я могу Вам помочь?

Das Thema Befinden wird ausführlich in ▶ Kap. 6 behandelt.
К теме "Самочувствие" подробно обращаются в гл. 6.

Приветствия и поздравления

3.4   Grüße und Glückwünsche – Приветствия и поздравления

Alles Gute zum …	*Всего хорошего к …(по случаю)*
Viel Glück und Gesundheit!	*Большое счастье и здоровье!*
Bleiben Sie gesund!	*Будьте здоровы!*
Gute Besserung!	*Скорейшего выздоровления!*
Danke. Ebenfalls!	*Спасибо, и вам того же!*
Viele Grüße an … /von …	*Большие приветы кому …/от …*

3.5 **Wetter – Погода**

■ ■ **Dialog – диалог**

▭ Wie ist das Wetter heute?

Какая сегодня погода?

▭ Wie soll das Wetter morgen/die nächsten Tage werden?

Какая ожидается погода завтра? В следующие дни?

▭ Schönes Wetter heute.

Хорошая погода сегодня.

▭ Ja, die Sonne scheint und es ist (sehr) warm.

Да, солнце сияет и очень тепло.

▭ Schauen Sie sich die schönen Wolken an!

Смотрите, какие красивые облака!

▭ Es ist ein schöner Sonnenaufgang/Sonnenuntergang.

Красивый восход/закат солнца.

▭ Es geht ein angenehmer, leichter Wind.

Свежеет, легкий ветер.

▭ Die Luft ist klar und frisch.

Воздух чист и свеж.

▭ Was für ein schlechtes Wetter heute.

Какая плохая/ужасная погода сегодня

▭ Ja, es regnet dauernd/immer wieder.

Да, дождь затянулся, все время дождь.

Погода такая хмурая.

▭ Es ist kalt und windig.

Холодно и ветренно.

▭ Der ganze Himmel ist wolkenbedeckt.

Всё небо покрыто/затянуто облаками.

▭ Hier und da kommt aber der Sonnenschein durch.

Но кое-где проглядывают/проблескивают солнечые лучи.

▭ Es soll aber schöner werden.

Будет снова хорошо.

▭ Es ist glatt. Seien Sie vorsichtig, man kann ausrutschen.

Скользко. Будьте осторожны, можно поскользнуться.

▭ Es ist viel zu heiß.

Очень жарко.

▭ Es schneit.

Идет снег.

▭ Schauen Sie die wunderschönen Schneeflocken an!

Смотрите, какие красивые снежинки!

▭ Ist das ein schöner Winter. Da freuen sich die Kinder.

Прекрасная зима. Все дети радуются.

▭ Es ist alles verschneit.

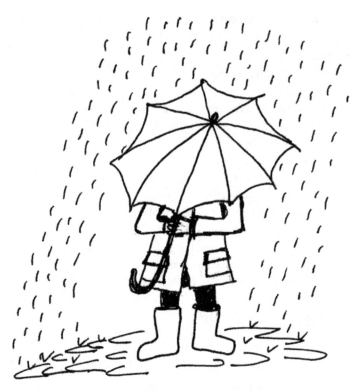

■ **Abb. 3.1** Wetter – *Рис. 3.1 Погода*

> *Всё засыпано снегом/заснежено.*
> ▬ Man muss Schnee räumen.
> *Нужно чистить снег/разгребать снег.* (■ Abb. 3.1)

■ **Wetterphänomene – *Погода***

das Eis	*лёд*
das Glatteis	*гололёд*
der Hagel	*град*
der Nebel	*туман*
der Nieselregen	*моросит/моросящий дождь*
der Regen	*дождь*
der Regenbogen	*радуга*
der Schatten	*тень*
der Schnee	*снег/снежит*
der Sonnenschein	*лучи солнца*
die Wolke(n)	*облачно/пасмурно*

3.6 Religion – Религия, Вера

Религия, Вера

■■ **Dialog – Диалог**

Gehen Sie in die Kirche?

Вы ходите в церковь?

Ja, ich möchte jeden Sonntag in die Kirche gehen.

Да, мне хочется каждое воскресенье ходить в церковь.

Wo ist hier die Kirche?

Где здесь церковь?

Sind Sie damit einverstanden, dass ich jeden Sonntag in die Kirche gehe?

Вы согласны, чтобы я каждое воскресенье ходила в церковь?

Wollen wir zusammen in die Kirche gehen?

Хотите Вы ходить в церковь вместе?

Sind Sie katholisch/evangelisch?

Вы католик или евангелистка?

Ich bin katholisch/evangelisch.

Я католик/еангелистка.

Nein, ich gehe nicht mehr in die Kirche.

Нет, я больше не хожу в церковь.

Ich möchte zum Friedhof gehen.

Мне хочется ходить на кладбище.

Ja, gerne. Wie kommen wir dahin?

Хорошо. Как мы туда доберемся?

Was wollen wir mitnehmen? Blumen, Kerzen?

Что мы возьмем с обой? Цветы, свечи?

Darf ich fragen, wer da liegt?

Можно спросить, кто там похоронен?

Wollen/müssen wir das Grab pflegen?

Мы должны /мы будем ухажвать за могилой?

■ **Die Religion – Религия**

das Christentum	*Христианство*
der Christ/christlich	*Христианин/Христианка*
katholisch/evangelisch	*Католик/евангелист*
der Islam	*Исламизм*
der Moslem/muslimisch	*Мусульманин/мусульманский*
das Judentum	*Иудаизм*
der Jude/jüdisch	*Еврей/еврейский*
der Buddhismus	*Буддизм*
der Hinduismus	*Индуизм*
ohne Religion	*неверующий*
der Atheismus	*Атеизм*

Allgemeines –
Общая информация

© Springer-Verlag GmbH Deutschland 2017
N. Konopinski-Klein, *Russisch – Deutsch für die Pflege zu Hause*, https://doi.org/10.1007/978-3-662-54153-1_4

4.1   Zahlen – Числа

■   Grundzahlen – *Основные числа*

> ❯ Bezüglich der Zahlen weist die deutsche Sprache eine einzigartige Besonderheit auf.
>
> *В отношении произношения чисел, немецкий язык имеет одну, неповторимую, особенность.*

Die zweistelligen Zahlen ab 13 werden in umgekehrter Reihenfolge gesprochen, von hinten nach vorne. Beispiel: 21 spricht man ein-(1) -und-zwanzig (20). Es betrifft immer die letzten zwei Ziffern. Beispiel: 4321 spricht man viertausend- (4000) -dreihundert- (300) -ein- (1) -und-zwanzig (20).

Двузначные числа, начиная с13 произносятся в обратном порядке, сзади- наперед. Например: 21 произносят как (1)-und-zwanzig (20). Это всегда касается последних 2 цифр.

Пример: В 4321 произносят: viertausend (4000)-dreihundert-(300)-ein-(1)-und-zwanzig (20).

Bei Jahreszahlen im Datum bis 1999 gruppiert man die ersten zwei Ziffern als „-hundert". Beispiel: 1968 spricht man neunzehnhundert- (19-hundert) -achtundsechzig (68). Ab dem Jahr 2000 sagt man „zweitausend-" (2000) und die Jahreszahl.

При цифровых обозначениях года в дате до 1999 группируют первые 2 цифры как „сотни".

Пример: В 1968 говорят в 1900 -neuenzehnhundert (одним словом-19 сотен)-achtundsechzig (68). С 2000 говорят „zweitauzend (одним словом- (2000)" и цифровое обозначение года.

■■   Dialog – Диалог

— Wann haben wir den Termin beim Arzt?

Когда наш термин у врача?

— Der Termin ist am 5. (fünften) Mai 2017 um 16.00 Uhr.

Термин- пятого мая 2017 года в шестнадцать часов.

— Der Termin ist am 20. (zwanzigsten) Mai.

Термин- двадцатого мая.

— Wie oft soll ich die Tabletten einnehmen?

Как часто я должен принимать таблетки?

— Nehmen Sie sie dreimal täglich.

Принимайте трижды в день.

— Das habe ich zum fünften Mal wiederholt.

Я повторяла это уже пять раз.

0	null							
	ноль							
1	eins	10	zehn			100	einhundert	1000
	один		десять				сто	
2	zwei	20	zwanzig	22	zweiundzwanzig	200	zweihundert	2000
	два		двадцать		Двадцать два		двести	
3	drei	30	dreißig	32	dreiunddreißig	300	dreihundert	3000
	три		тридцать		Тридцать два		триста	
4	vier	40	vierzig	44	vierundvierzig	400	vierhundert	4000
	четыре		сорок		Сорок два		четыреста	
5	fünf	50	fünfzig	55	fünfundfünfzig	500	fünfhundert	5000
	пять		пятьдесят		Пятьдесят пять		пятьсот	
	sechs	60	sechzig	66	sechsundsechzig	600	sechshundert	6000
	шесть		шестьдесян		Шестьдесят шесть		шестьсот	
7	sieben	70	siebzig	77	siebenundsiebzig	700	siebenhundert	7000
	семь		семьдесят		семьдесят семь		семьсот	
8	acht	80	achtzig	88	achtundachtzig	800	achthundert	8000
	восемь		восемьдесят		Восемьдесят восемь		восемьсот	
9	neun	90	neunzig	99	neunundneunzig	900	neunhundert	9000
	девять		девяносто		Девяносто девять		девятьсот	

10	zehn	десять
11	elf	одиннадцать
12	Zwölf	двенадцать
13	dreizehn	тринадцать
14	vierzehn	четырнадцать
15	fünfzehn	пятнадцать
16	sechzehn	шестнадцать
17	siebzehn	семнадцать
18	achtzehn	восемнадцать
19	neunzehn	девятнадцать

- **Grundrechenzeichen –** *Знаки, необходимые*
  в математических вычислениях

+	plus/addieren/zusammenzählen	прибавить/плюс
–	minus/subtrahieren/abziehen	отнять/минус
×	mal/multiplizieren/malnehmen	умножить
÷	geteilt durch/dividieren/teilen	разделить
=	ist gleich/die Summe/Ergebnis	ответ/равняется

- **Ordnungszahlen** – *Порядковые числа*

Die Endung der Ordnungszahlen (auch Ordinalzahlen genannt) ist abhängig vom Geschlecht des Namens/Substantivs wie im Beispiel „erste". Nachfolgend wird zur Erleichterung die weibliche Form benutzt.

Окончания порядковых числительных меняется в зависимости от пола обсуждаемой личности или предмета- как в примере «первые» В последующем женский род используется для облегчения.

erste/-r/-s	*первый/первая/первое*
zweite	*второй/ая/ое*
dritte	*третий/ья/ье*
vierte	*червертый/ая/ое*
fünfte	*пятый/ая/ое*
sechste	*шестой/ая/ое*
siebte	*седьмой/ая/ое*
achte	*восьмой/ая/ое*
neunte	*севятый/ая/ое*
zehnte	*десятый/ая/ое*
usw.	*и т.д.*

Beispiele – *Примеры*

erster/zweiter Mann	*первый/второй мужчина*
erste/zweite Frau	*первая/вторая женщина*
erstes/zweites Kind	*первый/вророй ребенок*

einfach	*одинарный*
zweifach/doppelt	*двойной*
dreifach	*тройной*
vierfach	*четверной*
fünffach	*пятерной*

Меры

4.2   Maßeinheiten – Меры длины

der Millimeter	*миллметр*
der Zentimeter	*сантиметр*
der Meter	*метр*
der Kilometer	*километр*
das Gramm	*грамм*

das Pfund	*фунт*
das Kilogramm	*килограмм*
die Tonne	*тонна*
der Tropfen	*капля/крошка*
der Liter	*литр*

In Deutschland kauft man nicht, wie in Russland in Kilogramm, sondern z. B. Käse und Wurst in Gramm: „Ich möchte bitte 100 Gramm gekochten Schinken." Manche verwenden auch die Einheit Pfund (500 g): „Ich nehme 1 Pfund (500 g) Rindfleisch und ein halbes Pfund Schweinefleisch (250 g).“

В Германии, в отличие от России, люди не покупают кило-граммы, а при покупке говорят: «Я возьму 100 грамм колбасы.» Некоторые употребляют фунты (500 граммов): Я возьму 1 фунт (500 г.) говядины и пол фунта (250 гр.) свинины.

4.3 Temperatur – Температура

Температура

- **Wetter – *Погода***

kalt	*холодно*
kühl	*прохладно*
frisch	*свежо*
sommerlich	*по-летнему тепло*
warm	*тепло*
heiß	*жарко (* ◘ Abb. 4.1)*

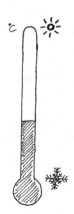

◘ **Abb. 4.1** Thermometer – *Рис. 4.1 Термометр*

- **Körpertemperatur – *Температура тела***

- - **Dialog – Диалог**

Sie sind so warm, ich glaube, Sie haben erhöhte Temperatur.
Вы так горячи, мне кажется, у Вас повысилась темпера-тура.

— Ja, ich fühle mich nicht so gut.
Да, я чувствую себя неважно.

Hier ist das Thermometer. Bitte klemmen Sie es unter Ihre Achselhöhle und halten Sie still.
Вот термометр. Положите его себе подмышку и дер-жите спокойно.

So, jetzt sind 5 Minuten vergangen. Mal sehen, welche Tem-peratur Sie haben.
Ну вот, прошло пять минут, посмотрим, какая у Вас температура.

▬ 36,8 Grad: Das ist normal. Da bin ich beruhigt.

36,8 , это нормально, теперь я спокойна.

▬ 37,2 Grad: Die Temperatur ist leicht erhöht. Messen wir in 3 Stunden nochmal und entscheiden dann, wie wir weiter vorgehen.

37,2 градуса. Температура немного повышена. Мы померим еще раз через 3 часа и тогда решим, что предпринять.

▬ 39 Grad: Sie haben erhöhte Temperatur. Ich werde den Arzt verständigen.

39 градусов. У Вас высокая температура. Я поставлю в известность врача/сообщу врачу.

Дни недели и время суток

4.4 Wochentage und Tageszeiten – Дни недели и время суток

Wochentage und Tageszeiten sind in ◻ Abb. 4.2 aufgeführt.

Дни недели и время суток представлены в рис. 4.2

		Morgen	Vormittag	Mittag	Nachmittag	Abend	Nacht	Mitternacht
		завтра	утро	полдень	после полудня	вечер	ночь	полночь
Montag	понедельник							
Dienstag	вторник							
Mittwoch	среда							
Donnerstag	четверг							
Freitag	пятница							
Samstag	суббота							
Sonntag	воскресенье							

◻ **Abb. 4.2** Wochentage und Tageszeiten – *Рис. 4.2 Дни недели и время суток*

Месяцы и времена года

4.5 Monate und Jahreszeiten – Месяцы и времена года

der **Winter**	Dezember	Januar	Februar
Зима	*Декабрь*	*Январь*	*Февраль*
der **Frühling**	März	April	Mai
Весна	*Март*	*Апрель*	*Май*
der **Sommer**	Juni	Juli	August
Лето	*Июнь*	*Июль*	*Август*
der **Herbst**	September	Oktober	November
Осень	*Сентябрь*	*Октябрь*	*Ноябрь*

Den Jahresverlauf zeigt ◻ Abb. 4.3.

Месяцы и времена года представлены в илл. 4.3.

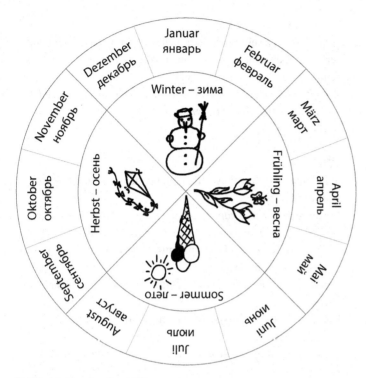

◘ Abb. 4.3 Monate – *Рис. 4.3 Месяцы*

4.6   Feiertage – Праздники

Christi Himmelfahrt	*Вознесение Христа*
Fasching/Karneval	*Карнавал*
Fronleichnam	*Праздник Тела и Крови Христовых*
Heiligabend	*Рождественский Сочельник (24 декабря)*
Geburtstag	*День рождения*
Erster und zweiter Weihnachtsfeiertag	*Первый и второй день Рожденства*
Hochzeitstag	*День бракосочетания*
Karfreitag	*Страстная пятница*
Namenstag	*Именины/День Ангела*
Neujahr	*Новый Год*
Nikolaus	*День Николая (11 ноября)*
Ostern	*Пасха*
Pfingsten	*Троица*
Pfingstmontag	*Понедельник на Троицу*
Silvester	*Новогодний вечер*
Valentinstag	*День Валентина*
Weihachten	*Рождество*

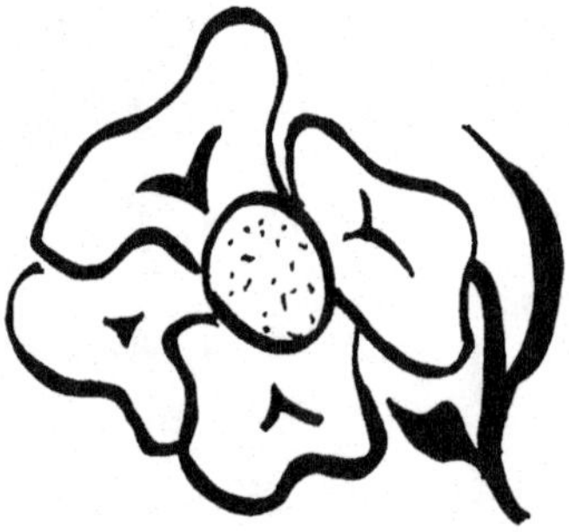

Abb. 4.4 Geburtstag – *Рис. 4.4 День рождения*

- **Geburtstag** – *День рождения*

Der Geburtstag ist sehr wichtig und wird oft im Kreise der Familie gefeiert. Vor allem sind, genauso wie in Polen, die runden Geburtstage ein Anlass für größere Feiern.

День Рождения - важный праздник и праздуется, как и в России - в кругу семьи. Круглая дата - повод для большого торжества. (■ Abb. 4.4)

- **Dialog** – *Диалог*

Ich wünsche Ihnen alles Gute zum Geburtstag. Viel Gesundheit und Glück.

Я желаю Вам всего хорошего ко дню рождения. Много счастья и здоровья.

Ich habe Ihnen einen Blumenstrauß mitgebracht. Hoffentlich mögen Sie Schnittblumen.

Я принес Вам Букет цветов. Надеюсь, Вам нравятся цветы в букете.

Danke für Ihre Geburtstagswünsche. Es freut mich, dass Sie daran gedacht haben.

Спасибо за Ваши пожелания ко дню моего рожджния. Мне приятно, что вы подумали об этом.

Bitte stellen Sie den Blumenstrauß in eine Vase.

Поставьте, пожалуйста цветы в вазу.

Ihre Tochter hat nächste Woche Geburtstag. Wir schicken ihr eine Glückwunschkarte.

У Вашей дочери на следующей неделе - день рождения. Мы пошлём ей поздравительную открытку.

Ja, das ist eine gute Idee. Bitte besorgen Sie eine.

Да, это хорошая идея. Пошлите, пожалуйста.

- **Namenstag** – *Именины /День Ангела*

Der Namenstag wird, wenn überhaupt, nur in Gegenden mit überwiegend katholischer Bevölkerung gefeiert. Ansonsten wird er meist nicht beachtet. Die meisten Leute wissen nicht mal, welcher Tag des Jahres es ist.

День ангела отмечается (если вообще отмечается) только в областях, населенных католиками. В остальных областях на него в большинстве случаев не обращают внимание. Многие люди даже не знают, какой день года является Днем их Ангела.

- **Hochzeitstag** – *День Бракосочетания*

Auch wenn der Betreute bereits verwitwet ist, ist der Hochzeitstag eine schöne Gelegenheit, um gemeinsam alte Fotos anzuschauen.

Даже если пациент уже находится на положении вдовы, годовщина свадьбы - это прекрасный случай, чтобы вместе посмотреть старые фотографии.

- **Silvester –** *Новогодний вечер*

Silvester und Neujahr werden genauso wie in Russland gefeiert.

Новогодний вечер, как и Новый Год, празднуются также, как в России. ( *Abb. 4.5)*

Abb. 4.5 Silvester – *Рис. 4.5 Новогодний вечер*

- **Neujahr –** *Новый Год*

In den meisten Bundesländern starten die Weihnachtsferien am Tag vor Heiligabend und enden am Feiertag der Heiligen Drei Könige. Während dieser Zeit haben die meisten Leute frei und sind schwer erreichbar. Dies betrifft auch Ämter und Arztpraxen. Bitte erkundigen Sie sich rechtzeitig, wann der Hausarzt die Praxis schließt und wer seine Vertretung übernimmt.

В большинстве федеральных земель рождественские каникулы стартуют в день перед сочельником и заканчиваются на праздник 3 Святых Королей.(Святой Троицы) В течение этого времени большинство людей имеют отпуска и их трудно застать. Это касается также учреждений и врачебной практики. Пожалуйста, осведомитесь своевременно, когда Ваш домашний врач закрывает практику на каникулы и кто заменяет его. (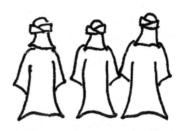 *Abb. 4.6)*

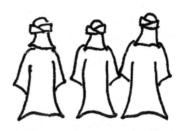

Abb. 4.6 Dreikönigstag – *Рис. 4.6 Святая Троица*

- - **Dialog – Диалог**

Ich wünsche Ihnen einen guten Rutsch ins neue Jahr.

Я желаю Вам счастливого Нового Года.

Alles Gute im neuen Jahr.

Всего хорошего в Новом Году.

Ein glückliches und gesundes neues Jahr.

Счастливого и здорового Нового Года.

Beim Anstoßen mit einem Gläschen Sekt (und nicht nur beim Sekt):

Чокаясь бокалами с сектом, (и не только с сектом)

Zum Wohl/Prost.

На здоровье.

Auf Ihre Gesundheit.

За Ваше здоровье.

- **Fasching/Karneval –** *Карнавал*

In manchen Gegenden Deutschlands wird Karneval gefeiert (z. B. in Köln, Mainz und Düsseldorf finden viele große Veranstaltungen und Straßenumzüge statt). Am Rosenmontag und Faschingsdienstag sind dort die meisten Geschäfte und Arztpraxen nachmittags geschlossen.

В некоторых областях Германии, например, в Кельне, Майнце и Дюссельдорфе карнавал отмечается множеством массовых мероприятий и уличных шествий. В последний понедельник масленицы и в карнавальный вторник, большинство магазинов и врачебная практика во второй половине дня там закрыты.

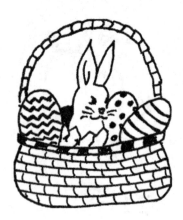

◨ **Abb. 4.7** Ostern – *Рис. 4.7 Пасха*

■ **Ostern –** *Пасха*

Ostern und Pfingsten sind christliche Feiertage und werden je nach Grad der Religiosität gefeiert oder als zusätzliche arbeitsfreie Tage begrüßt. Vor allem Kinder und Lehrer freuen sich auf die Ferien. Üblicherweise trifft man sich an den Oster- und Pfingsttagen mit Familienangehörigen.(◨ Abb. 4.7)

Пасха и Троица - это христианские праздники - празднуются в зависимости от степени религиозности и отмечаются как дополнительные выходные дни. Особенно радуются каникулам дети и преподаватели. Как правило, пасхальные дни отмечаются с родственниками и членами семьи

■ **Erster Mai/Tag der Arbeit –** *Первое Мая*

Der Erste Mai ist ein arbeitsfreier Tag. In Großstädten finden Mai-Kundgebungen/Ansprachen statt.

Первое мая - выходной день. В крупных городах происходят первомайские демонстрации.

■ **Muttertag –** *День чествования Матери*

Sollten Sie die Kinder und Enkelkinder des Betreuten noch nicht kennengelernt haben, wird das spätestens am Muttertag/Vatertag stattfinden. In Deutschland ist Muttertag immer am zweiten Sonntag im Mai. Der Vatertag ist immer am Christi Himmelfahrttag.

Если Вы еще не познакомились с детьми и с внуками Вашего пациента, это произойдет самое позднее в День Чевствования Матери/День чевствования отца. В Германии день Матери – празднуется всегда во второе воскресенье мая. День отца - всегда в День вознесения Христа.

■ **Mariä Himmelfahrt –** *Вознесение Марии*

Mariä Himmelfahrt ist nur in Teilen von Deutschland mit überwiegend katholischer Bevölkerung und in ganz Österreich ein Feiertag.

Этот день празднуется в основном - только в районах Германии населенных преимущественно католиками и и в Австрии.

- **Tag der Deutschen Einheit 3. Oktober –** *День Независимости Германии 3 Октября*

Der Tag der DeuОктябрятschen Einheit ist der deutsche Nationalfeiertag. Es wird der Wiedervereinigung von Ost- und Westdeutschland gedacht. Meist ist das gesamte Fernsehprogramm auf die Geschichte Deutschlands ausgerichtet. Eine gute Gelegenheit, sich mit diesem Thema zu befassen.

День объединения Германии - это немецкий национальный праздник. Все посвящено воссоединению восточной и Западной Германии. В большинстве случаев вся программа телевидения посвящена истории Германии. У Вас есть хорошая возможность побеседовать на эту тему.

- **Allerheiligen –** *Праздник всех святых*

Allerheiligen ist ein stiller Feiertag, der den Verstorbenen gewidmet ist. Es finden keine Tanzveranstaltungen statt und es ist verboten, laut zu musizieren. Für den Betreuten ist es vielleicht der wichtigste Tag des Jahres. Die meisten älteren Menschen haben bereits einige Familienangehörige, die sie betrauern. Bitte zeigen Sie Verständnis dafür und nehmen Sie Rücksicht auf den eventuellen Wunsch, sich zurückzuziehen, den Friedhof zu besuchen oder über die Verstorbenen zu sprechen.

Праздник всех святых - это тихий праздник, который посвящен умершим. Запрещено музицировать громко, отменяются шумные вечера и танцы. Это, вероятно, самый важный день года для вашего пациента. У большинства взрослых людей есть уже несколько членов семьи, о которых они скорбят. Пожалуйста, проявите уважение этому и будьте готовы посетить вместе кладбище или побеседовать об умерших.

- **1./2./3./4. Advent –** *Адвент*

Der erste Advent ist die beste Gelegenheit, mit dem Betreuten zu basteln und das Haus zu schmücken. Sie können auch gemeinsam Geschenke einkaufen oder einen Einkaufsauftrag entgegennehmen.

Адвент

Первый адвент - это хорошая возможность украшать дом вместе с пациентом. Часто приобретают подарки или выполняют покупку по прсьбе пациента.

- **Heiligabend –** *Рождество*

Weihnachten ist auch in Deutschland das wichtigste christliche Fest des Jahres. Die Bescherung findet an Heiligabend statt, die beiden Weihnachtsfeiertage werden für Feiern im Kreise der Familie genutzt. Seien Sie nicht überrascht oder enttäuscht, wenn an Heiligabend nur Würstchen und Kartoffelsalat gewünscht/serviert werden – das ist ein traditionelles Weihnachtsgericht. (🔲 Abb. 4.8)

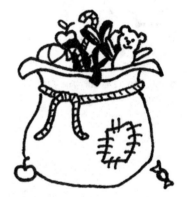

🔲 Abb. 4.8 Bescherung – *Рис. 4.8 раздача рождественских подарков*

Рождество - это и в Германии самый важный христианский праздник года. Раздача подарков происходит в сочельник, оба рождественнских дня посвящаются празднованию в кругу семьи. Не удивляйтесь, если на стол поданы только сосиски и картофельный салат– это традиционный рождественский ужин.

4

Время суток

4.7 Uhrzeit – Часовое время

■ ■ **Dialog – Диалог**

◼ Wie spät ist es?

Который час?

◼ Es ist zwölf Uhr.

Сейчас -двенадцать часов.

◼ Es ist fünf nach zwölf.

Пять минут первого.

◼ Es ist … (abhängig von der Region)

Сейчас… (в зависимости от региона)

– viertel nach zwölf.

Двенадцать с четвертью. (◻ Abb. 4.9)

– viertel eins.

Четверть первого.

– zwölf Uhr fünfzehn.

Двенадцать- пятнадцать.

◼ Es ist zwanzig nach zwölf.

Двенадцать- двадцать

◼ Es ist fünf vor halb eins.

Без пяти минут- половина первого.

◼ Es ist halb eins.

Половина первого.

◼ Es ist fünf nach halb eins.

Пять минут после половины первого.

◼ Es ist zwanzig vor eins.

Без двадцати час.

◼ Es ist… (wieder je nach Region)

Сейчас…. (опять- таки в зависимости от региона)

– viertel vor eins.

Без четверти час. (◻ Abb. 4.10)

– dreiviertel eins.

Три четверти первого.

– zwölf Uhr fünfundvierzig.

Двенадцать- сорок пять.

◼ Es ist zehn vor eins/zwölf Uhr fünfzig.

Сейчас без десяти час/двенадцать- пятьдесят.

◻ **Abb. 4.9** 12.15 Uhr – *Рис. 4.9*
Двенадцать с четвертью

◻ **Abb. 4.10** 12.45 Uhr – *Рис. 4.10*
Без четверти час

━ Es ist fünf vor eins.

Без пяти час.

━ Oh, so spät schon.

О, уже так поздно.

━ Ja, wir müssen uns beeilen.

Да, мы должны поторопиться

━ Nein, wir haben noch sehr viel Zeit.

Нет, у нас еще много времени.

━ Bleiben Sie ruhig. Wir haben genügend Zeit.

Будье спокойны, у нас достаточно времени.

━ Wir werden pünktlich sein.

Мы будем пунктуальны.

━ Wir kommen zu früh/zu spät.

Мы пришли слишком рано/слишком поздно.

- **Wie sprechen wir über die Zeit?** *(Временные предлоги) –*
  Как мы говорим о времени…

keine Präposition *Предлог нет*	**Jahreszahlen** *Диты* Ich kam **2014** nach Deutschland. *Я приехал в Германию в 2014.*
im *в*	**Jahreszeiten:** im Sommer, im Herbst *Время года: Летом, Зимой.* Im Sommer ist es meistens heiß. *Летом, в основном жарко.*
	Monate: im Februar, im März. *Месяцы: В феврале, в марте.* Mein Geburtstag ist im Februar. *Мой день рождения- в марте.*
am *во*	**Datum:** 1.1. *Даты: 1.1.* Am ersten Januar beginnt das neue Jahr. *Первого января начинается новый год.*
	Wochentage: am Dienstag, am Sonntag. *Дни недели: во вторник, в субботу.* Am Donnerstag gehen wir zum Arzt. *В четверг мы идем к врачу.*
	Tageszeiten: am Abend (Ausnahme: in der Nacht) *Время суток: Вечером (исключение: Ночью).* Am Nachmittag spielen wir Karten. *После полудня мы играем в карты.*
um *в*	**Uhrzeit:** um 11.00 Uhr, um Mitternacht *Время дня: в 11:00, В полночь.* Der Film wird um 20.15 Uhr gesendet. *Фильм будет транслироваться в 20:15.*

4

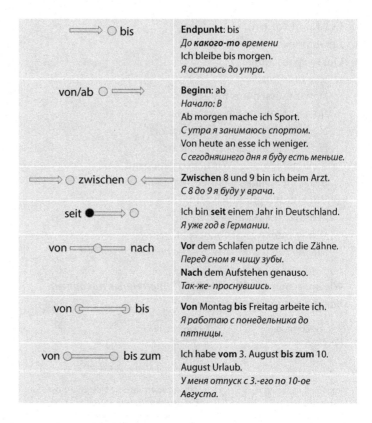

⟹ ○ **bis**	**Endpunkt:** bis *До какого-то времени* Ich bleibe bis morgen. *Я остаюсь до утра.*
von/ab ○ ⟹	**Beginn:** ab *Начало: В* Ab morgen mache ich Sport. *С утра я занимаюсь спортом.* Von heute an esse ich weniger. *С сегодняшнего дня я буду есть меньше.*
⟹ ○ **zwischen** ○ ⟸	**Zwischen** 8 und 9 bin ich beim Arzt. *С 8 до 9 я буду у врача.*
seit ●⟶ ○	Ich bin **seit** einem Jahr in Deutschland. *Я уже год в Германии.*
von ══○══ **nach**	**Vor** dem Schlafen putze ich die Zähne. *Перед сном я чищу зубы.* **Nach** dem Aufstehen genauso. *Так-же- проснувшись.*
von ○══○ **bis**	**Von** Montag **bis** Freitag arbeite ich. *Я работаю с понедельника до пятницы.*
von ○══○ **bis zum**	Ich habe **vom** 3. August **bis zum** 10. August Urlaub. *У меня отпуск с 3.-его по 10-ое Августа.*

Цвета

4.8 Farben – Цвета

- **Farben allgemein** – *Названия цветов*

weiß	*белый*
violett	*фиолетовый*
braun	*коричневый*
dunkel	*тёмный*
schwarz	*черный*
rot	*красный*
beige	*беж*
hell	*светлый*
grau	*серый*
orange	*оранжевый*
grün	*зелёный*
silbern	*серебряный*
gelb	*желтый*
rosa	*розовый*
gold	*золотой (◘ Abb. 4.11)*

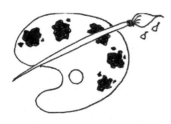

◘ **Abb. 4.11** Farben - *Рис. 4.11 Цвета*

- **Haarfarben** – *Цвета волос*

blond	*блондин*
brünett	*брюнет*
dunkelhaarig	*шатен*
rothaarig	*рыжий*
schwarzhaarig	*черноволосый*
weiß/grau	*белокурый*

4.9 Eigenschaften – Свойства, характеристика, качества

Блок заметок

- **Allgemeine Eigenschaften (Sortierung deutsch)** – *Общие свойства (с немецкого)*

Adjektiv – Прилагательное	Beispiel – *Примеры*
alt *старый*	Das ist ein altes Haus. *Этот дом старый*
angenehm *приятный*	Heute ist ein angenehmer Tag. *Сегодня очень приятный день*
arm *бедный*	Der arme Mensch tut mir leid. *Мне жаль бедного человека.*
bequem *удобный*	Der Sessel ist bequem. *Это кресло очень удобно.*
breit *широкий*	Die Straße ist breit. *Улица широка.*
dick *толстый*	Ich lese ein dickes Buch. *Я читаю толстую книгу.*
dreckig *грязный*	Die dreckigen Schuhe bleiben draußen. *Грязные туфли останутся наруже/вне дома.*
dünn *тонкий*	Die Decke ist mir zu dünn. *Это одеяло для меня слишком тонкое.*
flach *плоский*	Die Landschaft ist flach. *Ландшафт- плоский/равнинный.*
früh *рано*	Ich stehe früh auf. *Я просыпаюсь рано.*
gefährlich *опасный*	Diese Kreuzung ist gefährlich. *Этот перекресток – опасный.*
groß *большой*	Diese Stadt ist groß. *Этот город большой.*
hart *твердый*	Das Ei ist hart gekocht. *Яйцо сварилось твердым/в крутую.*

4

Adjektiv – Прилагательное	Beispiel – Примеры
hässlich некрасивый	Die Bluse ist hässlich. Рубашка- безобразна и некрасива.
heiß горячий	Die Herdplatte ist heiß. Конфорка- горячая.
hübsch красивый	Das Kind ist hübsch. Ребенок- красивый.
hoch высокий	Der Berg ist hoch. Высокая гора.
kalt холодный	Das Getränk ist kalt. Напиток-холодный.
klein маленький	Das Zimmer ist zu klein. Комната слишком маленькая.
kühl прохладный	Das Wetter ist kühl. Погода прохладная.
kurz короткий	Der Rock ist zu kurz. Юбка слишком короткая.
lang длинный	Die Hose ist zu lang. Брюки слишком длинные.
langsam медленный.	Die Schnecke ist langsam. Улитка медлительна.
laut громкий	Die Musik ist laut. Музыка- громка.
lauwarm тепловатый	Der lauwarme Kaffee schmeckt nicht. Тепловатый кофе невкусен.
leise тихий	Ich höre die leisen Gespräche nicht. Я не слышу тихой речи/тихого разговора.
neu новый	Die neuen Schuhe gefallen mir sehr gut. Мне очень нравятся новые туфли.
niedrig низкий	Die Stufen sind niedrig. Ступеньки очень низкие.
reich богатый	Er ist reich an Erfahrung. У него богатый опыт.
sauber чистый	Saubere Hände sind sehr wichtig. Очень важно иметь чистые руки.
schmal узкий	Das ist ein schmaler Verband. Узкая повязка.
schnell быстрый	Das war eine schnelle Reaktion des Arztes. То была быстрая реакция врача.
schön красивый	Die Blumen sind schön. Цветы прекрасны.
sicher надежный, удобный	Wir wohnen in einer sicheren Gegend. Мы живем в безопасной местности.

Adjektiv – Прилагательное	Beispiel – *Примеры*
spät поздно	Es ist schon ziemlich spät. *Уже довольно поздно.*
unangenehm неприятный	Das hat einen unangenehmen Geruch. *Это был неприятный запах.*
unbequem неуютно/неудобно	Die Schuhe sind unbequem. *Туфли неудобные.*
warm теплый	Der Sommer war sehr warm. *Лето было очень тёплым.*
weich мягкий	Das Bett ist zu weich. *Постель слишком мягкая.*

- **Allgemeine Eigenschaften (Sortierung russisch) –**
  Общие выражения (с русского)

Adjektiv – Прилагательное	Beispiel – *Примеры*
бедный arm	*Мне очень жаль бедного человека.* Der arme Mensch tut mir leid.
богатый reich	*У него богатый опыт.* Er ist reich an Erfahrungen.
большой groß	*Этот город очень большой.* Diese Stadt ist groß.
быстрый schnell	*Реакция врачей была быстрая.* Das war eine schnelle Reaktion des Arztes.
высокий hoch	*Гора высока.* Der Berg ist hoch.
горячий heiß	*Конфорка очень горячая.* Die Herdplatte ist heiß.
громкий laut	*Музыка слишком громка.* Die Musik ist laut.
грязный dreckig	*Грязные туфли останутся наруже.* Die dreckigen Schuhe bleiben draußen.
длинный lang	*Брюки слишком длинные.* Die Hose ist zu lang.
короткий kurz	*Юбка слишком коротка.* Der Rock ist zu kurz.
красивый schön	*Цветы красивы.* Die Blumen sind schön.
маленький klein	*Комната слишком мала.* Das Zimmer ist zu klein.
медленно langsam	*Улитка медленна /медлительна.* Die Schnecke ist langsam.

Adjektiv – Прилагательное	Beispiel – Примеры
мягкий weich	*Кровать слишком мягка.* Das Bett ist zu weich.
неприятный unangenehm	*Это был неприятный запах.* Das hat einen unangenehmen Geruch.
неудобный unbequem	*Туфли неудобные.* Die Schuhe sind unbequem.
низкий niedrig	*Ступеньки низкие.* Die Stufen sind niedrig.
новый neu	*Мне очень нравятся новые туфли.* Die neuen Schuhe gefallen mir sehr gut.
опасно, ненадёжно gefährlich/unsicher	*Перекрёсток очень опасен.* Diese Kreuzung ist gefährlich.
очаровательный hübsch	*Ребёнок очаровательный.* Das Kind ist hübsch.
плоский flach	*Плоский ландшафт/равнинный* Die Landschaft ist flach.
поздно spät	*Уже довольно поздно.* Es ist schon ziemlich spät.
приятный angenehm	*Сегодня приятный день.* Heute ist ein angenehmer Tag.
прохладно kühl	*Прохладная погода* Das Wetter ist kühl.
рано früh	*Я просыпаюсь рано.* Ich stehe früh auf.
старый alt	*Это старый дом.* Das ist ein altes Haus.
твердый hart	*Яйцо сварилось/В крутую /твердым* Das Ei ist hart gekocht.
тёплый warm	*Лето было очень тёплым.* Der Sommer war sehr warm.
тепловатый lauwarm	*Тепловатый кофе невкусен.* Der lauwarme Kaffee schmeckt nicht.
тихий leise	*Я не слышу тихой речи.* Ich höre die leisen Gespräche nicht.
толстый dick	*Я читаю толстую книгу.* Ich lese ein dickes Buch.
тонкий dünn	*Одеяло для меня слишком тонкое.* Die Decke ist mir zu dünn.
уверенный, надежный, удобный sicher	*Мы живем в безопасном месте.* Wir wohnen in einer sicheren Gegend.
удобный, уютно bequem	*Кресло удобно.* Der Sessel ist bequem.

Adjektiv – Прилагательное	Beispiel – Примеры
ужасно hässlich	*Блузка выглядит ужасно.* Die Bluse ist hässlich.
узкий schmal	*Узкая повязка.* Das ist ein schmaler Verband.
холодный kalt	*Напиток холодный.* Das Getränk ist kalt.
чистый sauber	*Очень важно иметь чистые руки.* Saubere Hände sind sehr wichtig.
широкий breit	*Улица широка.* Die Straße ist breit.

■ **Menschliche Eigenschaften (Sortierung deutsch) –** *Человеческие качества (с немецкого)*

Adjektiv – Прилагательное	Beispiel – Примеры
alt *старый*	Eine alte Frau geht langsam. *Старая женщина двигается медленно.*
angenehm *удобный / приятный*	Er ist ein angenehmer Mensch, ich mag ihn. *Он очень приятный человек. Мне он нравится.*
angespannt *напяженный*	Ein angespannter Mensch ist nicht lustig. *Напряженный человек не весел.*
attraktiv *привлекательный*	Eine attraktive Frau ist schön. *Привлекательная женщина красива.*
beliebt *популярный/ излюбленный*	Ein beliebter Arzt hat viele Patienten. *У популярного врача много пациентов.*
berechnend *расчитывать*	Ein berechnender Mensch denkt meist an sich. *Расчетливый человек думает болше о себе.*
bösartig *злобный*	Diese Frau ist im Alter bösartig geworden. *Эта женщина к старости стала злобной/ сварливой.*
brutal *жестокий*	Ein brutaler Mann schlägt andere. *Жестокий человек бьет других.*
dick *толстый*	Eine dicke Frau bewegt sich vielleicht zu wenig. *Вероятно, толстая женщина двигается очень мало.*
dumm *тупой, глупый*	Ein dummer Mensch nervt. *Глупый человек нервирует.*
ehrlich *откровенный искренний*	Ehrliche Menschen haben viele Freunde. *У искреннего человека много друзей.*

Adjektiv – Прилагательное	Beispiel – *Примеры*
eifersüchtig *ревнивый*	Ein eifersüchtiger Ehemann ist unangenehm. *Ревнивый человек неприятен.*
ernst *серьезный*	Ernste Menschen lachen zu wenig. *Серьезные люди смеются очень мало.*
fantasielos *без фантазии*	Fantasielose Kinder spielen immer dasselbe. *Дети без фантазии играют в одно и то же.*
freundlich *доброжелательный*	Die freundliche Nachbarin grüßt immer so nett. *Доброжелательная соседка здоровается всегда очень тепло.*
fröhlich *веселый*	Fröhliche Kinder spielen gerne. *Веселые дети играются с удовольствием.*
geizig *скупой*	Geizige Menschen geben nicht gerne. *Скупые люди отдают неохотно.*
gepflegt *ухоженный*	Sie ist eine gepflegte Person. *Она очень ухоженная персона.*
gesellig *общительный*	Gesellige Menschen sind gerne beisammen *Общительные люди общаются с удовольствием.*
gesprächig *разговорчивый, болтливый*	Gesprächige Frauen reden viel. *Болтливые женщины говорят много.*
glücklich *счастливый*	Glückliche Menschen leben länger. *Счастливые люди живут долго.*
großzügig *щедрый*	Großzügige Menschen geben gerne. *Щедрые люди отдают охотно.*
gutmütig *добродушный*	Gutmütige Menschen haben viel Geduld. *У добродушных людей большое терпение.*
hilfsbereit *готовый помочь*	Hilfsbereite Nachbarn helfen gerne. *Готовые помочь соседи помогают охотно.*
humorvoll *полный юмора*	Humorvolle Menschen lachen viel. *Полные юмора люди много смеются.*
interessant *интересный*	Er ist ein interessanter Mann. Ist er verheiratet? *Он интересный человек….он женат?*
jung *молодой*	Junge Menschen sind voller Energie. *Молодые люди полны энергии.*
klug/intelligent *умный/ интелигентный*	Kluge Menschen lesen gerne. *Интелигентные люди читают с удовольствием.*
langweilig *ленивый, скучный*	Langweilige Menschen sind uninteressant. *Скучные люди неинтересны.*
leichtsinnig *легкомысленный*	Leichtsinnige Menschen entscheiden ohne nach- zudenken. *Легкомысленные люди решают не подумав.*

Adjektiv – Прилагательное	Beispiel – Примеры
lustig веселый	Lustige Menschen machen Witze. *Веселые люди шутят.*
modern современный	Moderne Männer kochen gerne. *Современные люди готовят с удовольствием.*
neidisch завистливый	Neidische Menschen gönnen niemandem etwas. *Завистливые люди никому ничего не желают.*
nett приятный, обаятельный	Nette Menschen kommen gut an. *Симпатичных людей хорошо принимают.*
pünktlich пунктуальный	Pünktliche Menschen kommen nie zu spät. *Пунктуальные люди никогда не опаздывают.*
reizbar раздражительный	Reizbare Menschen ärgern sich schnell. *Раздражительные люди быстро сердятся/ выходят из себя.*
sanft мягкий	Sie hat einen sanften Charakter. *У нее мягкий харакртер.*
schlank худой, узкий	Ich bewundere deine schlanke Figur. *Меня восхищает твоя стройная фигура.*
schwach слабый	Seit der Krankheit bin ich schwach. *Со времени болезни я ослабел.*
selbstlos бескорыстный	Selbstlose Menschen sind nicht egoistisch. *Бескорыстные люди не эгоистичны.*
sparsam бережливый	Sparsame Menschen geben nicht gerne ihr Geld aus. *Бережливые люди неохотно отдают деньги.*
stark сильный	Ich suche einen starken Mann. *Я ищу сильного мужчину.*
sympathisch симпатичный	Sie ist mir sympathisch. *Она мне/симпатична/нравится.*
tolerant терпимость	Tolerante Menschen akzeptieren andere, wie sie sind. *Толерантные люди признают и непохожих на них людей.*
Traurig грустный	Warum bist du so traurig? *Почему ты такой грустный?*
unangenehm неприятный	Sie ist eine unangenehme Person. *Она мне не нравится/неприятная мне персона*
unbedeutend незначительный, незначимый	Dieser Mensch ist für mich unbedeutend. *Он для меня ничего не значит.*
unbeliebt непопулярный	Er ist bei allen unbeliebt. *Он непопулярен у всех.*
unehrlich нечестный, неискренний	Betrüger sind unehrlich. *Мошенники нечестны.*

4

Adjektiv – *Прилагательное*	Beispiel – *Примеры*
unfreundlich *недружественный*	Die Bedienung ist unfreundlich. *Обслуживаяние неприветливо. (в ресторане)*
ungepflegt *неухоженный*	Der alte Mann ist ungepflegt. *Старик был неухоженным/неряшливым.*
ungerecht *несправедливый*	Manche Lehrer sind zu ihren Schülern ungerecht. *Некоторые учителя несправедливы к своим ученикам.*
unglücklich *несчастый*	Er wirkt sehr unglücklich. *Он выглядит несчастным.*
unpünktlich *непунктуальный*	Unpünktliche Menschen verspäten sich oft. *Непунктуальные люди часто опаздывают.*
unsympathisch *несимпатичный*	Keiner mag unsympathische Menschen. *Несимпатичныйе люди никому не нравятся.*
verschwenderisch *расточительность*	Sei nicht so verschwenderisch! *Не будь таким расточительнам.*
vertrauenswürdig *достоин доверия/ доверчивый*	Der Pfarrer ist meist vertrauenswürdig. *Священник чаще всего достоин доверия.*
zuverlässig *надежный*	Meine Mutter war immer zuverlässig. *Моя мать всегда была надежна.*

- **Menschliche Eigenschaften (Sortierung russisch) –**
  Человвеческие качества (с русского)

Adjektiv – *Прилагательное*	Beispiel – *Пример*
бережливый sparsam	*Бережливые люди дают неохотно в долг.* Sparsame Menschen geben nicht gerne ihr Geld aus.
бескорыстный selbstlos	*Бескорыстные люди не эгоистичны.* Selbstlose Menschen sind nicht egoistisch.
болтливый, *говорливый* gesprächig	*Болтливые женщины много говорят.* Gesprächige Frauen reden viel.
радостный fröhlich	*Радостные дети охотно играют.* Fröhliche Kinder spielen gerne.
веселый lustig	*Веселые люди шутят.* Lustige Menschen machen Witze.
глупый dumm	*Глупые люди нервируют.* Ein dummer Mensch nervt.
готовый помочь hilfsbereit	*Готовые помочь соседи охотно помогают.* Hilfsbereite Nachbarn helfen gerne.

Adjektiv – Прилагательное	Beispiel – Пример
грустный traurig	Почему ты такой грустный? Warum bist du so traurig?
добродушный gutmütig	Добродушный человек полон терпения. Gutmütige Menschen haben viel Geduld.
доверительный, внушающий доверие vertrauenswürdig	Священники в основном внушают доверие. Der Pfarrer ist meist vertrauenswürdig.
дружелюбный freundlich	Дружелюбная соседка здоровается очень мило. Die freundliche Nachbarin grüßt immer so nett.
жестокий brutal	Жестокий мужчина бьет других людей. Ein brutaler Mann schlägt andere.
завистливый neidisch	Завистливые люди не желают другим ничего хорошего. Neidische Menschen gönnen keinem etwas.
злобный bösartig	Эта женщина к старости озлобилась. Diese Frau ist im Alter bösartig geworden.
интересный interessant	Он -очень интересный мужчина. Er ist ein interessanter Mann.
искренний ehrlich	У искренних людей много друзей. Ehrliche Menschen haben viele Freunde.
легкомысленный leichtsinnig	Легкомысленные люди долго не живут. Leichtsinnige Menschen überlegen nicht lange.
лишенныи фантазии fantasielos	Лишенные фантазии дети играют всегда в одни и те же игры. Fantasielose Kinder spielen immer dasselbe.
молодой jung	Молодые люди полны энергии. Junge Menschen sind voll Energie.
мягкий sanft	У нее покладистый/мягкий характер. Sie hat einen sanften Charakter.
надежный zuverlässig	Моя мать была надежным человеком. Meine Mutter war immer zuverlässig.
напряженный angespannt	Напряженный человек выглядит невеселым. Ein angespannter Mensch ist nicht lustig.
недружественный unfreundlich	Обслуживание было недружелюбно. Die Bedienung ist unfreundlich.
незначащий, не имеющий значения unbedeutend	Этот человек для меня ничего не значит. Dieser Mensch ist für mich unbedeutend
неприятный unangenehm	Она- несиматичная персона. Sie ist eine unangenehme Person
непунктуальный unpünktlich	Непунктуальные люди часто опаздывают. Unpünktliche Menschen verspäten sich oft

Adjektiv – *Прилагательное*	Beispiel – *Пример*
несимпатичный unbeliebt	*Несимпатичные люди никому не нравятся.* Unsympathische Menschen sind bei allen unbeliebt.
несимпатичный unsympathisch	*Несимпатичные люди никому не нравятся.* Keiner mag unsympathische Menschen.
неискренний unehrlich	*Мошенник нечестен.* Betrüger sind unehrlich.
несчастный unglücklich	*Он выглядит очень несчасным.* Er wirkt sehr unglücklich.
несправедливый ungerecht	*Несправедливые педагоги часто придираются к ученикам.* Manche Lehrer sind zu ihren Schülern ungerech
неухоженный ungepflegt	*Старый человек выглядит неухоженным.* Der alte Mann ist ungepflegt.
остроумный humorvoll	*Остроумные люди много смеются.* Humorvolle Menschen lachen viel.
общительный gesellig	*Общительные люди охотно общаются.* Gesellige Menschen sind gerne beisammen.
популярный beliebt	*У популярного врача много пациентов.* Ein beliebter Arzt hat viele Patienten.
привлекательный/ эффектный attraktiv	*Эффектная женщина всегда привлекательна.* Eine attraktive Frau ist schön.
приятный nett/angenehm	*Приятные люди нравятся.* Nette Menschen kommen gut an.
рааздражительный reizbar	*Раздражительные люди неприятны.* Reizbare Menschen sind unangenehm.
пунктуальный pünktlich	*Пунктуальные люди не опаздывают.* Pünktliche Menschen kommen nie zu spät.
расточительный verschwenderisch	*Не будь таким расточительным!* Sei nicht so verschwenderisch!
расчетливый berechnend	*Расчетливый человек думает в основном о себе.* Ein berechnender Mensch denkt meist an sich
ревнивый eifersüchtig	*Ревнивый супруг неприятен.* Ein eifersüchtiger Ehemann ist unangenehm.
серьезный ernst	*Серьезные люди мало смеются.* Ernste Menschen lachen zu wenig.
сильный stark	*Я ищу сильного человека.* Ich suche einen starken Mann.
симпатичный sympathisch	*Она мне нравится, она симпатична.* Sie ist mir sympathisch.
скупой geizig	*Скупые люди отдают неохотно.* Geizige Menschen geben nicht gerne.
скучный langweilig	*Скучные людеи неинтересны.* Langweilige Menschen sind uninteressant.

Adjektiv – Прилагательное	Beispiel – Пример
слабый schwach	*Со времени заболевания я ослаб.* Seit der Krankheit bin ich schwach.
счастливый glücklich	*Счастливые люди живут дольше.* Glückliche Menschen leben länger.
современный modern	*Современные мужчины готовят с удовольствием.* Moderne Männer kochen gerne.
старый alt	*Старая женщина двигается медленно.* Eine alte Frau geht langsam.
стройный schlank	*Я восторгаюсь твоей стройной фигурой.* Ich bewundere Deine schlanke Figur.
толстый dick	*Вероятно, толстая женщина мало двигается.* Eine dicke Frau bewegt sich vielleicht zu wenig.
умный klug/intelligent	*Умные люди с удовольствием читают.* Kluge Menschen lesen gerne.
уважающий мнения других людей. tolerant	*Толерантные люди прзнают и мнения других.* Tolerante Menschen akzeptieren andere, wie sie sind.
ухоженый gepflegt	*Она очень ухожена.* Sie ist eine gepflegte Person.
щедрый großzügig	*Щедрые люди легко отдают.* Großzügige Menschen geben gerne.

4.10 Gefühlszustände – Выражения чувств

Выражения чувств

Zu vermeidende Gefühlszustände – Отрицательые состояния чувств	Anzustrebende Gefühlszustände – Положительные состояния чувств
Aberglaube *суеверие*	Akzeptanz *приемлемость*
Abscheu *отвращение*	Anerkennung *признательность*
Aggression *агрессия*	Antrieb *стимул*
Ärger *досада*	Begeisterung *воодушевленность*
Angeberei *хвастовство*	Dankbarkeit *благодарность*
Angst *страх*	Dazugehörigkeit *принадлежащее ЭТОМУ качество*

Zu vermeidende Gefühlszustände – *Отрицательные состояния чувств*	Anzustrebende Gefühlszustände – *Положительные состояния чувств*
Apathie *апатия*	Ehrlichkeit *честность, искренность*
Arroganz *надменность*	Entschlossenheit *решимость*
Besessenheit *одержимость*	Entspanntheit *расслабленность*
Boshaftigkeit *злобность*	Flexibilität *гибкость*
Eifersucht *ревность*	Freude *радость*
Enttäuschung *разочарованность*	Freiheit *свобода*
Existenzangst *страх за существование*	Freundlichkeit *приветливость*
Faulheit *ленность*	Friede *миролюбие*
Frust *разочарование*	Gelassenheit *невозмутимость*
Gefühlskälte *холодность чувств, безразличие*	Glaube *веролюбие*
Gehässigkeit/Lästerei *враждебность, очернение*	Glückseligkeit *счастье*
Gier *жадность*	Hilfsbereitschaft *готовность помочь*
Hass *ненависть*	Hoffnung *надежда*
Hast *спешка, стремительность, поспешность*	Interesse *интерес*
Hektik *спешка, «лихорадочность*	Kompetenz *компетенция*
Intoleranz *нетерпимость*	Konzentration *концентрация*
Langeweile *скука*	Kreativität *креативность*
Liebeskummer *тоска по любимому*	Liebe *любовь*
Müdigkeit *усталость*	Loyalität *лояльность*

Zu vermeidende Gefühlszustände – *Отрицателые состояния чувств*	Anzustrebende Gefühlszustände – *Положительные состояния чувств*
Neid *зависть*	Lustigkeit *весёлость*
Niedergeschlagenheit *зависть*	Mitgefühl *сочувствие*
Panik *паника*	Mut *мужество*
Pessimismus *пессимизм*	Neutralität *нейтралитет*
Reue *раскаяние*	Optimismus *оптимизм*
Schadenfreude *злорадство*	Selbstsicherheit *уверенность в себе*
Überheblichkeit *самонадеянность*	Souveränität *суверенитет*
Unehrlichkeit *нечестность*	Standhaftigkeit *стойкость*
Ungeduld *нетерпеливость*	Strebsamkeit *целеустремленность*
Unzufriedenheit *недовольство*	Sympathie *симпатичность*
Verzweiflung *отчаяние*	Toleranz *толеранство/уважение к чужему мнению*
Weinerlichkeit *плаксивость*	Unabhängigkeit *независимость*
Wut *ярость*	Verständnis *понимание*
Zerstörungswut *жажда разрушения*	Vergebung *прощение*
	Wissensdurst *тяга к знаниям*
	Verbundenheit *тесная связь с чем - то*
	Vertrauen *доверие*
	Zufriedenheit *удовлетворение*
	Zuversicht *уверенность*
	Zuneigung *расположенность*
	Zustimmung *согласие, подтверждение*

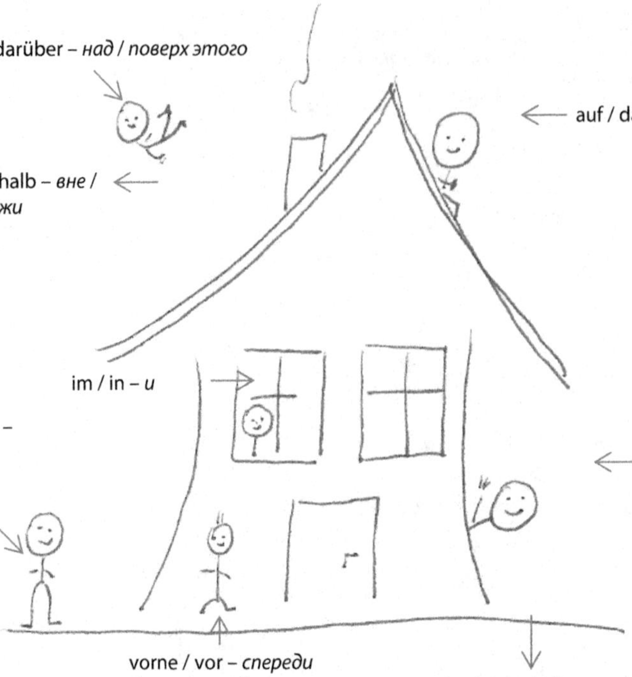

über / darüber – *над / поверх этого*

auf / darauf – *вверх / на*

außerhalb – *вне / снаружи*

im / in – *u*

neben / daneben / bei – *при / рядом / около*

hinter / dahinter – *позади / за*

vorne / vor – *спереди*
davor – *перед этим*

unter / unterhalb – *ниже / под*

Abb. 4.12 Positionen - *Рис. 4.12 Позиция*

Расположение, нахождение, местопложение

4.11   **Positionen – Расположение, нахождение, местопложение**

oben	*наверху*
unten	*внизу*
über/darüber	*над (чем- то)*
unter/darunter	*под (чем- то)*
vorne	*перед*
hinten	*позади*
vor/davor	*до (чего- то)*
hinter/dahinter	*За (чем- то)*
neben/daneben/bei	*рядом*
auf/darauf	*на (чем- то)*
von ... bis	*от...до* (Abb. 4.12)

- **Richtungen** - *Направления*

vor	*до*
zurück	*назад*

rechts	справа
links	слева
geradeaus	прямо
nach hinten/rückwärts	назад

■ Wichtige Verhältniswörter (Präpositionen) – *Исходное состояние*

aus из	Er schaut aus dem Fenster.	Он смотрит из окна.
	Er geht aus dem Haus.	Он идет из дома
	Sie trinkt aus der Flasche.	Она пьет из бутылки.
	Der Tisch ist aus Holz.	Стол из дерева.
	Das weiß ich aus Erfahrung.	Я знаю это из опыта.
	Ich kann das aus Altersgründen nicht.	Я не могу позволить себе из-за старости.
bei около	Ich wohne bei Bytom.	Я живу около Битома.
	Ich arbeite bei meinem Mann.	Я работаю у своего мужа.
	Ich schlafe heute bei meiner Schwester.	Я сплю сегодня у сестры.
	Bei Gelegenheit reden wir darüber.	При случае мы поговорим об этом.
durch через	Wir fahren durch die Stadt.	Мы едем по городу.
	Durch dich habe ich ihn kennengelernt.	Я познакомился с ним через тебя.
	Durch Zufall habe ich das erfahren	Благодаря случаю я узнал это.
	Sechs geteilt durch zwei ist drei.	Шесть деленое на два-три.
	Wir ersetzen ihn durch dich.	Мы заменим его тобой
für для	Das Geschenk ist für dich.	Этот подарок- для тебя.
	Ich bürge für ihn.	Я ручаюсь за него.
	Den Kuchen backe ich für morgen.	Я пеку пирог на завтра
	Sie ist eine Spezialistin für die Pflege.	Она специалист по уходу.
gegen через	Ich bin gegen die Wand gelaufen.	Я пошел вдоль стены.
	Wir sind gegen Diskriminierung.	Мы против дескриминации.
	Gegen dich kann ich nie gewinnen.	Против тебя я не выиграю.

mit *с*	Wir fahren zusammen mit dem Auto.	*Мы едем вместе на машине.*
	Ich esse mit einem Löffel.	*Я ем ложкой.*
	Ich gehe mit dir spazieren.	*Я иду с тобою гулять.*
	Mit dir bin ich glücklich.	*Я счастлив с тобою.*
nach *в, до,* *после*	Ich fahre nach Polen.	*Я еду в Польшу.*
	Nach dem Essen schlafen wir.	*После еды мы будем спать.*
	Es ist bereits nach zwei Uhr.	*Уже после двух часов.*
ohne *без*	Sie ist ohne Regenschirm rausgegangen.	*Она ушла без зонтика.*
	Ohne dich kann ich nicht leben.	*Я не могу жить без тебя.*
	Das ist eine Weste ohne Ärmel.	*Это- жилет без рукавов.*
m *o, dookol*	Wir laufen um das Haus.	*Мы бежим вокруг дома.*
	Binde dir einen Schal um den Hals.	*Обмотай шаль вокруг шеи.*
	Es sind viele Menschen um uns herum.	*Много людей проходят вокруг.*
seit *с*	Seit zwei Jahren wohne ich hier.	*Я живу здесь уже два года.*
	Seit wann bist du krank?	*С каких пор ты болен?*
von *от*	Ich komme gerade vom (von dem) Arzt.	*Я иду как раз от врача.*
	Die Stadt liegt nördlich von Berlin.	*Город лежит к северу от Берлина.*
	Ich habe lange nichts von dir bekommen.	*Я долго ничего от тебя не получал.*
	Von hier aus können wir zu Fuß gehen.	*Отсюда мы можем пойти пешком.*
zu *до, к, по*	Wie komme ich zu dir?	*Как мне добраться до тебя?*
	Ich verkaufe die Bücher zu je einem Euro.	*Я продаю книги по 1 € каждую.*
	Zum (zu dem) Frühstück möchte ich ein Ei.	*К завтраку я хочу одно яйцо.*
	Du kannst mich zu allen Themen fragen.	*Ты можешь меня спросить по всем темам.*

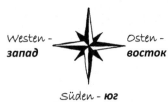

Abb. 4.13 Himmelsrichtungen –
Рис. 4.13 Стороны света

▪ Himmelsrichtungen – *Стороны света*

Norden/nördlich	*Север/севернее*
Westen/westlich	*Запад/западнее*
Osten/östlich	*Восток/восточнее*
Süden/südlich	*Юг/южнее*(▪ Abb. 4.13)

■ **Himmelskörper – Небесные тела**

der Komet	*комета*
die Milchstraße	*млечный путь*
der Mond	*луна*
der Planet	*планета*
die Sonne	*солнце*
der Stern	*звезда*
die Sternschnuppe	*метеорный, звездный дождь*

Der menschliche Körper – Человеческое тело

© Springer-Verlag GmbH Deutschland 2017
N. Konopinski-Klein, *Russisch – Deutsch für die Pflege zu Hause*, https://doi.org/10.1007/978-3-662-54153-1_5

Голова

5.1 Kopf – Голова

Die Bezeichnungen der einzelnen Teile des Kopfes zeigt ◘ Abb. 5.1.
Названия отдельных частей головы 5.1.

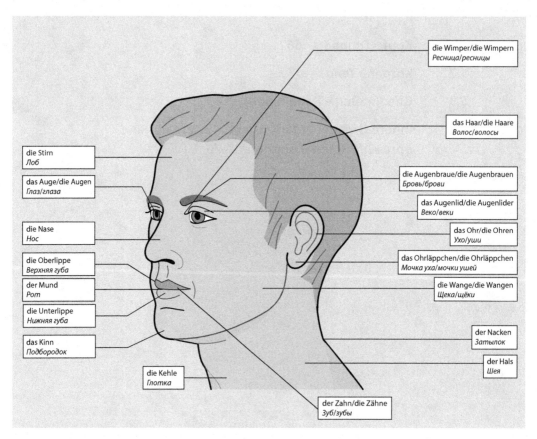

die Wimper/die Wimpern
Ресница/ресницы

das Haar/die Haare
Волос/волосы

die Stirn
Лоб

die Augenbraue/die Augenbrauen
Бровь/брови

das Auge/die Augen
Глаз/глаза

das Augenlid/die Augenlider
Веко/веки

die Nase
Нос

das Ohr/die Ohren
Ухо/уши

das Ohrläppchen/die Ohrläppchen
Мочка уха/мочки ушей

die Oberlippe
Верхняя губа

der Mund
Рот

die Wange/die Wangen
Щека/щёки

die Unterlippe
Нижняя губа

der Nacken
Затылок

das Kinn
Подбородок

der Hals
Шея

die Kehle
Глотка

der Zahn/die Zähne
Зуб/зубы

◘ **Abb. 5.1** Der Kopf – *Рис. 5.1 Голова.* (Aus Nemier und Seidel 2009)

5.2 Körper – Тело

Die Bezeichnungen der einzelnen Körperteile zeigt ◘ Abb. 5.2.
Изображение отдельных частей тела Рис. 5.2.

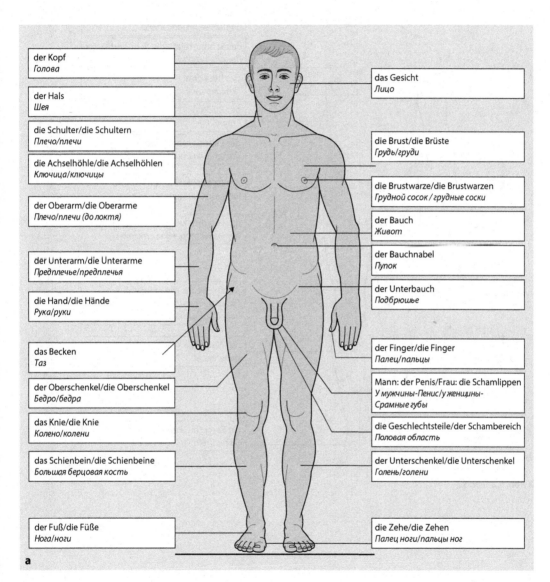

der Kopf
Голова

der Hals
Шея

die Schulter/die Schultern
Плечо/плечи

die Achselhöhle/die Achselhöhlen
Ключица/ключицы

der Oberarm/die Oberarme
Плечо/плечи (до локтя)

der Unterarm/die Unterarme
Предплечье/предплечья

die Hand/die Hände
Рука/руки

das Becken
Таз

der Oberschenkel/die Oberschenkel
Бедро/бедра

das Knie/die Knie
Колено/колени

das Schienbein/die Schienbeine
Большая берцовая кость

der Fuß/die Füße
Нога/ноги

das Gesicht
Лицо

die Brust/die Brüste
Грудь/груди

die Brustwarze/die Brustwarzen
Грудной сосок / грудные соски

der Bauch
Живот

der Bauchnabel
Пупок

der Unterbauch
Подбрюшье

der Finger/die Finger
Палец/пальцы

Mann: der Penis/Frau: die Schamlippen
*У мужчины-Пенис/у женщины-
Срамные губы*

die Geschlechtsteile/der Schambereich
Половая область

der Unterschenkel/die Unterschenkel
Голень/голени

die Zehe/die Zehen
Палец ноги/пальцы ног

a

◘ **Abb. 5.2** Der Körper **a** von vorne, **b** von hinten – *Рис. 5.2 a,b Тело спереди и сзади.* (Aus Nemier und Seidel 2009)

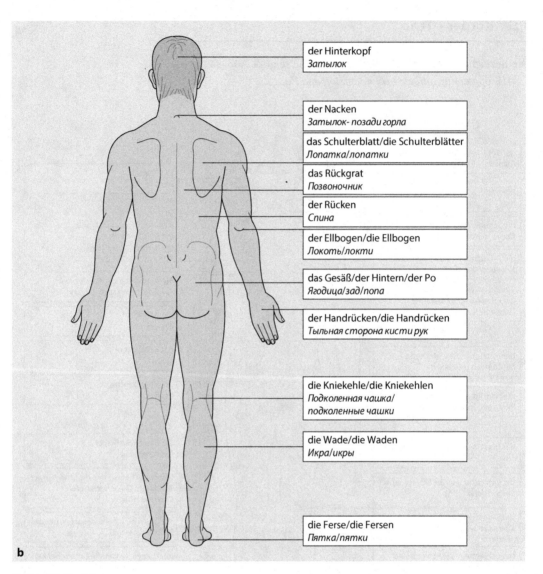

der Hinterkopf
Затылок

der Nacken
Затылок- позади горла

das Schulterblatt/die Schulterblätter
Лопатка/лопатки

das Rückgrat
Позвоночник

der Rücken
Спина

der Ellbogen/die Ellbogen
Локоть/локти

das Gesäß/der Hintern/der Po
Ягодица/зад/попа

der Handrücken/die Handrücken
Тыльная сторона кисти рук

die Kniekehle/die Kniekehlen
*Подколенная чашка/
подколенные чашки*

die Wade/die Waden
Икра/икры

die Ferse/die Fersen
Пятка/пятки

b

◨ **Abb. 5.2** *Рис. 5.2*

5.3 Gliedmaßen – Конечности

◘ Abb. 5.3 zeigt die Teile der Hand.
Рис. 5.3 показывает части рук.
   ◘ Abb. 5.4 zeigt die Teile der Füße.
Рис. 5.4 показывает части ног.

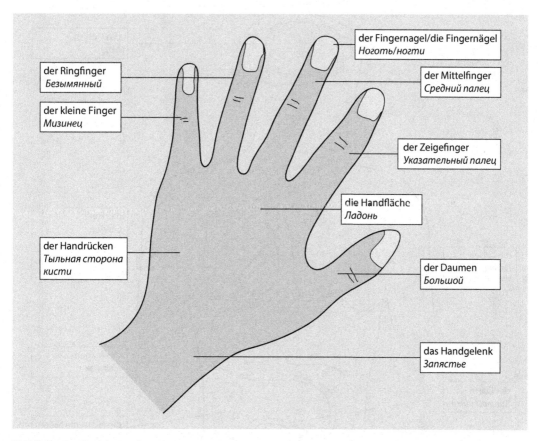

der Fingernagel/die Fingernägel
Ноготь/ногти

der Ringfinger
Безымянный

der kleine Finger
Мизинец

der Mittelfinger
Средний палец

der Zeigefinger
Указательный палец

die Handfläche
Ладонь

der Handrücken
Тыльная сторона кисти

der Daumen
Большой

das Handgelenk
Запястье

◘ **Abb. 5.3** Die Hand/die Hände – *Рис. 5.3 - части рук*

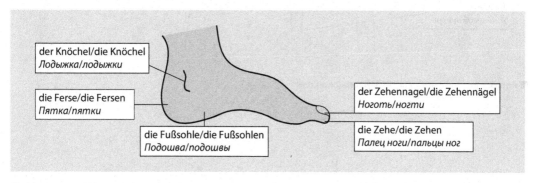

der Knöchel/die Knöchel
Лодыжка/лодыжки

die Ferse/die Fersen
Пятка/пятки

der Zehennagel/die Zehennägel
Ноготь/ногти

die Fußsohle/die Fußsohlen
Подошва/подошвы

die Zehe/die Zehen
Палец ноги/пальцы ног

◘ **Abb. 5.4** Der Fuß/die Füße – *Рис. 5.4 Нога, ступня*

5.4   Innere Organe/Organsysteme – Внутренние органы/Системы органов

Die Bezeichnungen der inneren Organe zeigt ◻ Abb. 5.5.

Рис. 5.5 обозначения внутренних органов

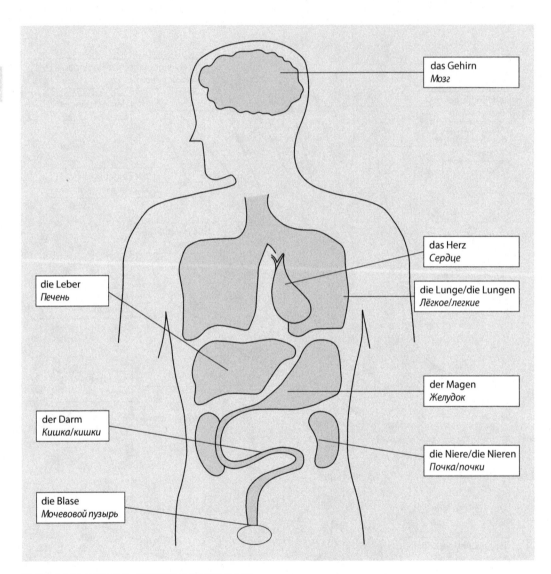

das Gehirn
Мозг

das Herz
Сердце

die Leber
Печень

die Lunge/die Lungen
Лёгкое/лёгкие

der Magen
Желудок

der Darm
Кишка/кишки

die Niere/die Nieren
Почка/почки

die Blase
Мочевовой пузырь

◻ **Abb. 5.5** Innere Organe – *Рис. 5.5 Внутренние органы*

Gesundheit und Befinden – Здоровье и самочувствие

© Springer-Verlag GmbH Deutschland 2017
N. Konopinski-Klein, *Russisch – Deutsch für die Pflege zu Hause*, https://doi.org/10.1007/978-3-662-54153-1_6

Общее самочувствие

6.1   Befinden allgemein – Общее самочувствие

Eine positive, aufmunternde Stimmung ist immer gut – und besser, als sich mit dem Betreuten auf Jammertour zu begeben. Versuchen Sie aber, den richtigen Ton zu treffen, denn zu viel Energie und Optimismus kann auf die kranke Person auch negativ und dämpfend wirken und sogar als belastend empfunden werden.

Положительное, бодрое настроение у пациента - всегда лучше, чем обнаружить его больным и отправиться с ним к врачу.Однако будьте внимательны - часто бодрый тон его полной оптимизма речи, не может скрыть вид его больного лица.

■■   **Dialog 1 – *Диалог 1***

▬ Pflegerin – *Санитарка*

▬ Wie geht es Ihnen?
   Как Вы себя чувствуете?

▬ Wie fühlen Sie sich heute?
   Как Вы чувствуете себя сегодня?

▬ Bitte sagen Sie mir, was Ihnen fehlt.
   Скажите мне, пожалуйста, что у Вас не так?

▬ Herr Meier – *Господин Майер:*

▬ Mir geht es gut/sehr gut/wie immer.
   Я чувствую себя хорошо/очень хорошо/как всегда.

▬ Heute ist alles in Ordnung. Ich fühle mich sehr gut.
   Сегодня всё в порядке, Я чувствую себя очень хорошо.

▬ Pflegerin – *Санитарка:*

▬ Das freut mich.
   Это меня радует. (◖ Abb. 6.1)

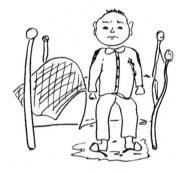

◖ **Abb. 6.1** Befinden allgemein –
Рис. 6.1 Общее самочувствие

■■   **Dialog 2 – *Диалог 2***

▬ Wie geht es Ihnen?
Как Вы себя чувствуете?

▬ Mir geht es nicht gut/Ich fühle mich nicht wohl.
   Мне нездоровится.

▬ Ich fühle mich schwach/Ich bin so schwach.
   Я чувствую себя слабым./Я очень слаб.

▬ Ich fühle mich nicht besonders.
   Я чувствую себя не особенно хорошо.

▬ Mir ist schwindelig.
   У меня кружится голова.

▬ Das ist nicht schön.
   Это не хорошо.

▬ Das tut mir aber leid.
   Мне очень жаль.

Wie kann ich Ihnen helfen?

Чем я могу Вам помочь?

Was wollen wir dagegen machen?

Что мы можем сделать с этим?

Dagegen müssen wir was unternehmen.

Мы должны что-то предпринять.

6.2　Schmerzen – Боли

Боль

Dialog – Диалог

Ich habe schreckliche Kopfschmerzen.

У меня ужасная головная боль.

Das tut mir aber leid, möchten Sie eine Tablette?

Мне очень жаль, хотите принять таблетку?

Ja, geben Sie mir bitte eine Tablette.

Да, дайте мне, пожалуйста, таблетку.

Hier die Tablette und ein Glas Wasser.

Вот таблетка и стакан воды.

Hoffentlich hilft es Ihnen.

Надеюсь, это поможет. (■ Abb. 6.2)

Ich habe Halsschmerzen.

У меня болит горло.

Haben Sie Probleme beim Schlucken?

Вам трудно глотать?

Ich hole Ihnen ein Mittel zum Gurgeln.

Я принесу Вам средство для полоскания.

Haben Sie sich erkältet?

Вы простыли?/Простудились?

Ich vermute, Sie haben sich erkältet.

Мне кажется, вы простудились.

Haben Sie auch Schnupfen?

У Вас и насморк тоже?

Ich möchte Ihre Temperatur messen.

Я хочу измерить Вашу температуру.

Ja, das können Sie gerne machen.

Да, вы можете это сделать.

Bitte, hier ist das Thermometer.

Пожалуйста, вот термометр.

Oh, Sie haben mehr als 37,2 °C.

О, у Вас выше, чем 37,2 °C.

Ich gehe schnell in die Apotheke und hole Ihnen etwas
gegen Erkältung.

*Я пойду быстро в аптеку и принесу Вам что- нибудь
против простуды.*

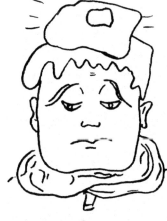

■ **Abb. 6.2** Schmerzen – *Рис. 6.2 Боли*

Meine Augen tun weh/brennen.
У меня горят глаза. /Болят глаза.

Sind Sie müde?
Вы устали?

Bitte legen Sie sich kurz hin und entspannen Sie Ihre Augen.
Лягте, пожалуйста и расслабьте Ваши глаза.

Soll ich Ihnen Augentropfen bringen?
Принести Вам глазные капли?

Ich habe Ohrenschmerzen.
У меня болят уши.

Innen oder außen?
Внутри, или снаружи?

Innen.
Внутри.

Dann müssen wir zum Arzt gehen.
Тогда мы должны пойти к врачу.

Außen.
Снаружи.

Haben Sie Ihr Hörgerät richtig angelegt?
Вы правильно установили слуховой аппарат?

Bitte lassen Sie mich das überprüfen, es kann eine Druckstelle sein.
Дайте мне проверить, может где-то давит.

Ich habe Zahnschmerzen.
У меня болят зубы.

Dann müssen wir unbedingt zum Zahnarzt gehen.
Тогда мы должны обязательно пойти к врачу.

Ich habe Bauchschmerzen.
У меня болит живот.

Wo genau tut es weh?
Где, точно, болит?

Was ist das für ein Schmerz?
Какая это боль?/Какого типа боль?

Brauchen Sie Medikamente?
Нужно вам лекарство?

Soll ich den Arzt holen?
Вызвать мне врача?

Ich rufe den Arzt an.
Я вызову врача.

Ich habe Schmerzen in der Brust.
У меня боль в груди.

Ich habe ein Stechen im Brustkorb.
У меня боль в грудной клетке.

   Wo tut es weh?

    Где (точнее) болит?

   Wie stark sind die Schmerzen?

    Как сильно болит?/Какой силы боль?

   Sind es ziehende Schmerzen/stechende Schmerzen?

    Это тянущая боль?/Это колющая боль?

   Ich rufe den Arzt an.

    Я вызову врача.

   Seit wann leiden Sie an diesen Schmerzen?

    Как долго вы страдаете от этих болей?

> **Schmerzen sind kein normaler Zustand des Organismus. Wenn sich die Schmerzen wiederholen und über längere Zeit hinziehen, verständigen Sie den Arzt. Versuchen Sie auf keinen Fall, den Betreuten selbst zu behandeln.**
>
> *Боль - не нормальное ощущение для организма. Если она повторяется, или длится долгое время - известите врача. Ни в коем случае не пытайтесь сами лечить пациента.*

- **Schmerzarten –** *Характер боли*

akut	острая
chronisch/Dauerschmerz	хроническая/длительная
dumpf	тупая
stechend	стреляющая/колющая
ziehend	тянущая

Fragen zu Schmerzen und dem Befinden wiederholen sich bei verschiedenen Körperteilen, daher betrachten Sie die Dialoge als Beispiele und setzen Sie die entsprechende Körperstelle ein.

Вопросы о БОЛИ и САМОЧУВСТВИИ повторяются при различных беседах о различных органах тела. Вы можете рассматривать диалоги в качестве примера и применять их в разговоре о других частях тела.

6.3   Häufige Erkrankungen und Beschwerden – Частые заболевания и жалобы

Частые заболевания и жалобы

- **Verschiedenes –** *Разные*

die Anämie	анемия
die Blindheit	слепота
die Bluterkrankungen	заболевания крови

6

das Dekubitalgeschwür	*пролежень*
der Diabetes/die Zuckerkrankheit	*диабет/сахарная болезнь*
der Hörsturz	*резкое падение слуха*
die Hyperglykämie	*гипергликемия*
die Hyperthyreose	*гипертиреоз*
die Hypothyreose	*гипотиреоз*
die Krampfadern	*варикозное расширение вен*
der Krebs	*рак*
die Leukämie	*лейкемия*
das Nasenbluten	*носовое кровотечение*
die Migräne	*мигрень*
die Multiple Sklerose/MS	*множественный склероз*
die Schwerhörigkeit	*тугоухость*
die Stoffwechselerkrankungen	*заболевания, вызванные нарушением обмена веществ*
das Stoma	*зубные заболевания/стаматология*
die Taubstummheit	*глухонемота*

Аллергия

6.3.1   Allergien – Аллергия

auf Antibiotika	*на антибиотики*
auf Duftstoffe	*на запахи*
auf Insektenstiche	*на укусы насекомых*
auf Pflaster	*на пластыри*
auf Medikamente	*на медикаменты*
auf Latex	*на латекс*
auf Jod	*на йод*
auf Pollen	*на пыльцу цветов*

Erfragen Sie, ob der Betreute auf irgendwelche Stoffe oder Mittel allergisch reagiert. Wenn ja, klären Sie, wie Sie reagieren sollen. Versuchen Sie, den Betreuten von solchen Stoffen (Allergenen) fernzuhalten.

Im Falle einer Lebensmittelunverträglichkeit, wie z. B. Laktoseintoleranz, besorgen Sie Lebensmittel, die der Betreute verträgt (laktosefreie Milch, Produkte ohne Weizenmehl usw.).

Спросите, реагирует ли пациент на какие-нибудь материалы или аллергические средства. Если да, выясните, как Вы должны реагировать в случае приступа. Попытайтесь отстранить пациента от таких материалов (аллергены).

В случае несовместимости продуктов питания, как напр., непереносимость лактозы, Вы обеспечиваете продукты питания, которые не вредят пациенту (свободное от лактозы молоко, продукты без пшеничной муки и т.д.).

■ ■ Dialog – Диалог

■ Reagiert Herr Meier auf bestimmte Stoffe allergisch?

Имеет гн. Майер аллергию к каким-либо продуктам?

   ■ Ja, mein Vater verträgt kein Penicillin und reagiert allergisch auf Latex.

   Да, мой отец не переносит пенициллина и реагирует аллергически на латекс.

■ Gut zu wissen, dann werde ich darauf achten. Bitte besorgen Sie mir latexfreie Einmalhandschuhe.

Хорошо, что я узнала, теперь я буду внимательна. Пожалуйста прготовьте мне одноразовые перчатки, свободные от лактозы.

6.3.2 Erkrankungen der Atemwege – Заболевания дыхательных путей

Заболевания дыхательных путей

das Bronchialasthma	*бронхиальная астма*
die Bronchitis	*бронхит*
die COPD/chronisch obstruktive Atemwegserkrankungdie COPD/chronisch obstruktive Atemwegserkrankung	*хронические обструктивные заболевания дыхательных путей*
die Kehlkopfentzündung	*ларингит*
die Lungenentzündung	*воспаление легких* (◘ Abb. 6.3)
das Lungenemphysem	*енфизема легких*
der Lungenkrebs	*рак легких*
der Lungentumor	*опухоль легкого*
die Rippenfellentzündung	*плеврит*

Bei Erkrankungen der Atemwege werden oft zur Unterstützung der Atmung Inhalatoren verwendet. Auch hier ist die Hygiene sehr wichtig. Vor dem ersten Einsatz eines Inhalators lassen Sie sich die Bedienung durch den Arzt oder eine Krankenschwester erklären und beachten Sie die Anweisungen genau. Meistens hat jedes Medikament einen eigenen Inhalator, den Sie zuerst erkunden und ausprobieren müssen.

При заболеваниях дыхательных путей часто для поддержки дыхания используются ингаляторы. Здесь также очень

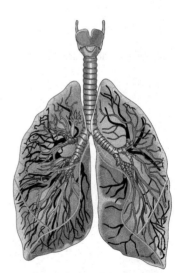

◘ **Abb. 6.3** Lunge – *Рис. 6.3 легкое* (Aus Spornitz 2010)

важна гигиена. Перед первым использованием ингалятора выясните у врача или медицинской сестры, как нужно с ним обращаться и запомните все указания. Чаще всего у каждого медикамента есть свой ингалятор, который Вы должны сначала рассмотреть и испытать.

▪▪   Dialog – *Диалог*

▬ Ich bekomme keine Luft.
   Я не могу дышать.
▬ Ich kann schlecht atmen.
   Мне трудно дышать.
   ▬ Hier ist Ihr Inhalator. Brauchen Sie Hilfe?
      Вот ингалятор. Вам нужна помощь?
   ▬ Inhalieren Sie bitte mit dem Dosieraerosol.
      Вдохните, пожалуйста аэрозоль.
   ▬ Bitte, das ist Ihr Medikament.
      Вот, пожалуйса, Ваш медикамент.
   ▬ Bitte versuchen Sie, ruhig zu atmen und sich zu beruhigen.
      Пожалуйста, попробуйте успокоиться и дышать спокойно.
   ▬ Leider müssen Sie heute im Bett bleiben.
      К сожалению, вы должны сегодня остаться в постели.

Простудные заболевания

6.3.3 **Erkältungskrankheiten – Простудные заболевания.**

die Angina	ангина
die Gliederschmerzen	боли в конечностях
die Heiserkeit	хрипота
der Husten (Krankheit)/das Husten (Vorgang)	кашель (как болезнь)/кашель (как процесс)
die Halsentzündung	ангина
die Halsschmerzen	болезнь горла
die Kopfschmerzen	головная боль
das Niesen	насморк
das Räuspern	отхаркивание
der Schüttelfrost	озноб
die Schluckbeschwerden	затруднение глотания
der Schnupfen	насморк (◻ Abb. 6.4)
der Schweißausbruch	вспышка пота
das Schwindelgefühl	головокружение

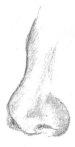

◻ **Abb. 6.4** Nase – *Рис. 6.4 Нос*

■■   **Dialog – Диалог**

Ich bin erkältet/ich habe eine Erkältung.

Я простыл/простужен

Ich habe Schüttelfrost. Mir ist mal warm, mal kalt.

У меня озноб. Мне то жарко, то холодно.

Ich schwitze sehr.

Я сильно потею.

Ich mache/gebe Ihnen einen Tee.

Я сделаю/дам Вам чай.

Hier sind die Taschentücher/Tempos.

Вот салфетка/носовая салфетка

Bitte nehmen Sie ein Hustenbonbon.

Примите таблетку от кашля.

Ich hole Ihnen etwas aus der Apotheke.

Я принесу Вам что-нибудь из аптеки.

Möchten Sie eine Tablette?

Хотите Вы таблетку?

Ja, bitte.

Да, пожалуйста.

Ich löse sie in Wasser auf.

Я растворю Вам ее в воде.

Bitte trinken Sie das.

Пожалуйста, выпейте.

Sie sollten so viel wie möglich trinken. Hier steht Ihr Wasser.

Вы должны как можно больше пить. Вот Ваша вода.

Ich werde Ihre Körpertemperatur unter dem Arm messen.

Я померю Вашу температуру под мышкой.

Bitte bleiben Sie ruhig und halten Sie das Thermometer
unter der Achsel fest.

*Оставайтесь спокойны и держите термометр крепко
под мышкой.*

So, es ist vorbei, bitte heben Sie Ihren Arm, damit ich das
Thermometer ablesen kann.

*Ну всё, поднимите руку, чтобы я могла прочесть тер-
мометр.*

Ich werde Ihre Körpertemperatur im Liegen im Po messen.

Я померю Вашу температуру лёжа в попе.

Bitte legen Sie sich auf die Seite und bleiben Sie ruhig. Jetzt
werde ich das Thermometer einführen.

*Лягте, пожалуйста на бок и лежите спокойно, сейчас
я должна ввести термометр.*

So, es ist vorbei, Sie können sich auf den Rücken drehen.
Ich ordne noch Ihre Kleidung. So können Sie gut liegen.

*Всё, Вы можете повернуться на спину, я поправлю
Вашу одежду. Вы можете удобно лечь.*

Заболевания кожи

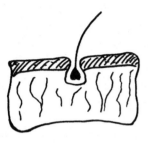

❑ **Abb. 6.5** Hauterkrankungen –
Рис. 6.5 Заболевания кожи

6.3.4   **Hauterkrankungen – Кожные заболевания**

das Geschwür	*язва*
der Hautausschlag	*сыпь*
der Hautpilz	*грибок кожи*
der Herpes	*герпес*
das Neurodermitis	*нейродерматит*
die Pergamenthaut	*пергаментная кожа*
die Pusteln	*гнойники*
die Schuppenflechte	*псориас* (❑ Abb. 6.5)

■ ■   **Dialog – Диалог**

▬ Meine Haut juckt.

Моя кожа чешется.

▬ Ich habe einen Hautausschlag.

У меня экзема.

▬ Lassen Sie mich das sehen. Sieht gar nicht so schlimm aus/
sieht nicht gut aus.

*Позвольте мне осмотреть Вас. Выглядит не так
плохо./Это нехорошо выглядит.*

▬ Wir zeigen das dem Hautarzt.

Мы покажем это кожному врачу.

▬ Ich habe eine schmerzende Stelle an der Lippe.

У меня болит одно место на губе./У меня болячка на губе.

▬ Das kann Herpes sein. Ich tupfe gleich eine Creme darauf.

Это может быть герпес. Я намажу крем на это место.

❯ **Sollte der Betreute bettlägerig sein, müssen Sie unbedingt auf
die Früherkennung und Vermeidung von Dekubitus achten.**

*Если пациент лежачий, Вы непременно должны обра-
тить внимание на раннее выявление и предотвращение
пролежней.*

Dekubitus (Druckgeschwür) ist eine durch anhaltenden Druck
entstehende Gewebeschädigung. Durch langes Liegen oder Sitzen
in gleicher Position wird an den Druckstellen die Blutzirkulation
gestört und das Gewebe wird nicht ausreichend mit Blut versorgt.
Daraus resultieren sehr schlecht heilende Geschwüre und Wunden.
Besonders gefährdete Stellen sind:

▬ In der Rückenlage: Hinterkopf, Schulterblätter, Wirbelsäule,
Ellenbogen, Beckenkamm, Kreuzbein, Sitzbein, Fersen, Zehen.

▬ In der Seitenlage: Ohr, Schulter, Ellenbogen, Beckenkamm,
Knie, Fußaußenseite.

Пролежень (пролежень) - это возникающее из-за длительного сдавливания, повреждение ткани. Длительные положения лёжа или сиденье в одной и той же позиции мешают в местах сдавливания кровеобращению и ткани недостаточно снабжаются кровью. Вылечивание образовавшихся язв и ран проходит очень тяжело. Особенно подверженные повреждению места:
- *В положении на спине: Затылок, лопатки, позвоночник, локоть, гребень подвздошной кости, крестец, нижняя конечность сиденья, пятки, пальцы ног.*
- *В боковом положении: Ухо, плечо, локоть, гребень подвздошной кости, колено, внешняя сторона стопы.*

Es gibt eine einfache Methode, um die Blutzirkulation zu überprüfen: Sie drücken mit dem Finger auf die gefährdete Stelle. Durch den Druck entsteht eine weiße Verfärbung, die normalerweise gleich wieder verschwindet – die Haut sieht wie vorher aus. Sollte das nicht passieren, müssen Sie für eine sofortige Druckentlastung (Umdrehen, Anti-Dekubitus-Hilfsmittel unterlegen) sorgen.

Имеется простой метод, чтобы проверять кровообращение: нажимают пальцем на повреждённое место. Из-за давления возникает белое пятно, которое обычно быстро исчезает – и кожа выглядит как раньше. Если это не происходит, Вы должны начать поворачивать пациента для немедленной декомпрессии и начать применять вспомогательныеые средства анти-пролежня.

Sollte der Betreute an Diabetes mellitus (Zuckerkrankheit) leiden, ist die Wundsituation besonders komplex: Wunden heilen nicht so gut wie bei anderen Patienten. Die Füße sind besonders gefährdet. Daher sollten Sie auch bei mobilen Patienten präventiv täglich die Füße auf Verletzungen untersuchen und sofort reagieren.

Проблема обостряется если пациент страдает от диабета mellitus (сахарный диабет): Раны не вылечиваются так быстро, как у других пациентов. Особенно это угрожает ногам. Поэтому Вы должны ежедневно исследовать ноги также и у мобильных пациентов, для выявления нарушений и немедленно реагировать.

Grundsätzlich ist die Haut bei älteren Personen meist sehr trocken und empfindlich. Die abnehmende Talg- und Schweißdrüsenproduktion wirkt sich negativ auf den natürlichen Schutzfilm der Haut aus. Die Haut wird dünner und ist nicht mehr so elastisch wie früher. Juckreiz und Rötungen sind normal. Aufgrund von Diabetes mellitus, längerer Cortisongabe sowie der Einnahme von blutgerinnungshemmenden Mitteln entsteht die so genannte Pergamenthaut. Sie ist sehr durchsichtig und unterlegt mit Hämatomen. Eventuelle Verletzungen führen zu starken, schwer zu stoppenden Blutungen und heilen sehr langsam. Die Haut von älteren Patienten muss deshalb regelmäßig mit Pflegeöl gepflegt und vor Verletzungen und Druckstellen geschützt werden.

Кожа у пожилых людей в большинстве случаев очень суха и чувствительна. Убавляющееся сальное производство и производство потовых желез отрицательно отражается на естественной защитной пленке кожи. Кожа истончается и уже не так эластична, как раньше. Зуд и покраснения нормальны. На основе диабета mellitus, а также замедления поступления тормозящих свертывание крови средств, возникает так называемая пергаментная кожа. Она очень прозрачна и добавляется к гематомам. Возможные нарушения ведут к сильным, трудно останавливаемым кровотечениям и очень медленно вылечиваются. Поэтому о коже более старых пациентов нужно регулярно заботиться и защищать ее от нарушений.

▬ Ich werde Sie jetzt einölen. Ihre Haut ist sehr trocken.

Я должна вас осмотреть. Ваша кожа очень суха.

  ▬ Ja, das merke ich. Sie juckt und sieht nicht mehr so schön wie früher aus.

  Да, я замечаю это. Она чешется и больше не выглядит так красиво, как раньше.

▬ Nach dem Duschen ist die beste Zeit dafür. Jetzt sind Sie trocken. Bitte drehen Sie sich um. Ich creme Ihnen den Rücken ein.

Самое лучшее время для этого- после душа. Сейчас Вы вытерлись. Пожалуйста, повернитесь, я смажу кремом Вашу спину.

▬ Ist das angenehm?

Вам приятно?

  ▬ Ja, danke.

  Да, спасибо.

▬ Bitte setzen Sie sich. Jetzt werde ich Ihre Füße kontrollieren. Hoffentlich haben Sie keine Verletzungen.

Пожалуйста, сядьте. Сейчас я буду контролировать Ваши ноги. Надеюсь, у Вас нет повреждений.

▬ Zum Glück ist alles in Ordnung. Die Haut ist aber auch hier sehr trocken. Wir ölen sie jetzt ein.

К счастью, всё в порядке. Но кожа и здесь очень суха. Мы их тоже смажем кремом.

▬ Jetzt müssen wir den Verband an der Wade wechseln.

Теперь мы заменим повязку на икрах.

  ▬ Oh, das wird wieder eingetrocknet sein und wehtun.

  О, они опять пересохли и болят.

▬ Keine Sorge, ich gehe sehr langsam vor. Wir haben Zeit.

Не беспокойтесь, я буду очень медленна. У нас есть время.

▬ So, geschafft. Jetzt schmiere ich Salbe auf die Wunde. Dann kommen ein Wundpflaster und ein Verband darüber. Hat es weh getan?

Готово. Теперь я смажу мазью рану. Потом наложим пластырь и сверху- повязку. Не больно?

▬ Nein, es war nicht so schlimm.

Нет, было не так плохо.

6.3.5 Erkrankungen des Herz-Kreislauf-Systems und der Blutgefäße – Болезни сердечно-сосудистой системы и кровообращения

Болезни сердечно-сосудистой системы и кровообращения

die Arteriosklerose	*артериесклероз*
der Bluthochdruck/die Hypertonie	*повыщенное кровяное давление/гипертония*
der niedrige Blutdruck/ die Hypotonie	*низкое кровяное давление/гипотония*
die Hämorrhoiden	*геморроидальные узлы*
die Herzbeutelentzündung	*перикардит*
der Herzfehler	*порок сердца*
das Herzflimmern	*мерцательная аритмия*
die Herzinsuffizienz	*сердечная недостаточность*
das Herzklopfen	*сердцебиение*
der Herzinfarkt	*инфаркт миокарда*
die Herzmuskelentzündung	*миокардит*
die Herzneurose	*кардионевроз*
die Herzrhythmusstörungen	*нарушение сердечного ритма*
der Herzschrittmacher	*кардиостимулятор (■ Abb. 6.6)*
die Krampfader	*варикозное расширение вен – (на ногах)*
die Kranzgefäßeinsuffizienz	*недостаточность коронарных сосудов*
die/das Pulsadergeschwulst	*артериальная аневризма*
die Thrombose	*тромбоз*
die Venenentzündung	*флебит (воспаление вен)*

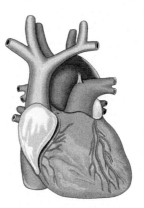

■ **Abb. 6.6** Herz – *Рис. 6.6 Сердце* (Aus Spornitz 2010)

Erkrankungen des Herz-Kreislauf-Systems treten sehr oft bei älteren Patienten auf. Dann benötigt der Betreute meist eine Dauermedikation. Die Medikamente müssen fast immer zur gleichen Tageszeit eingenommen werden. Das Auslassen einer Tablette/der

Tabletten kann zu Blutdruckschwankungen führen und einen gefährlichen Schlaganfall oder Herzinfarkt auslösen.

Заболевания сердечно-сосудистой системы очень часто встречаются у пожилых пациентов. Такие пациенты нуждается в длительном медикаментозном лечении. Медикаменты нужно принимать всегда в одно и тоже время дня. Пропущенная таблетка может привести к колебаниям кровяного давления и вызвать опасный апоплексический удар или инфаркт миокарда.

■ ■ **Dialog – Диалог**

Ich habe Herzklopfen.
У меня сердцебиение.
Jetzt werden wir Ihren Blutdruck messen.
Сейчас мы померим Ваше кровяное давление.
Es ist wieder Zeit, Ihren Blutdruck zu messen.
Сейчас пришло время измерить Ваше давление.
Bleiben Sie entspannt liegen/setzen Sie sich und legen Sie den Arm auf den Tisch.
Лежите спокойно./Сядьте и положите руку на стол.
Ich schiebe den Ärmel nach oben und lege die Manschette an.
Я засучу рукав и наложу манжету.
Ihr Blutdruck ist 120/80 mm/Hg. Das ist normal.
Ваше кровяное давление- 120/80 мм. Это нормально.
Ihr Blutdruck ist zu hoch. Ich gebe Ihnen die vom Arzt für solche Fälle verordnete Tablette.
Ваше давление слишком высоко. Я дам Вам назначенную для таких случаев таблетку.
Ihr Blutdruck ist zu niedrig. Ich gebe Ihnen Wasser. Bitte trinken Sie das und legen Sie Ihre Beine hoch.
Ваше давление слишком низкое. Я дам Вам воду. Выпейте, пожалуйста и положите ваши ноги повыше.
Anschließend können wir uns ein wenig bewegen.
В заключение мы можем немного подвигаться.
Bitte lassen Sie mich Ihren Puls messen.
Дайте мне померить Ваш пульс.

▶ **Ein Schlaganfall muss sofort behandelt werden, sonst bleiben Dauerschäden wie Lähmungen, Sprachstörungen und Verwirrtheit. Schlimmstenfalls kann der Patient sterben.**
Могут возникнуть осложнения. Например, такие, как паралич, дефекты речи и потеря рассудка. В худшем случае пациент может умереть.

Falls Sie bei Ihrem Schützling folgende Symptome bemerken: plötzlicher Schwindel, starke Kopfschmerzen, plötzliche Verwirrtheit,

Sprachstörungen, Desorientierung, Bewusstlosigkeit, Unfähigkeit, beide Hände hochzuheben, abfallende Mundwinkel (vor allem einseitig), Unfähigkeit, einen Satz zu wiederholen oder überhaupt zu sprechen: **Rufen Sie sofort den Notdienst an!** Bei einem Schlaganfall zählt jede Minute für den Erhalt der wichtigen Körperfunktionen.

Если Вы заметили у Вашего пациента следующие симптомы: внезапное головокружение, сильные головные боли, внезапное замешательство, дефекты речи, дезориентация, бессознательное состояние, неспособность высоко поднимать руки, углы рта (прежде всего, односторонне), затрудненность или полная потеря речи: Звоните сразу в неотложную помощь! При апоплексическом ударе каждая минута дорога для оказания помощи пациенту.

6.3.6 Infektionskrankheiten – Инфекционные заболевания

Инфекционные заболевания

die Dyphterie	*дифтерит*
die Grippe	*грипп*
die Gürtelrose	*опоясывающий лишай*
die Hepatitis A	*гепатит А*
die Kinderlähmung	*детский паралич*
der Keuchhusten	*коклюш*
die Masern	*корь*
der Mumps	*свинка*
die Röteln	*краснуха*
der Scharlach	*скарлатина*
die Tuberkulose	*туберкулёз*

Die Wahrscheinlichkeit, dass Sie mit einer Infektionskrankheit konfrontiert werden, ist sehr gering. Trotzdem ein paar Worte hierzu. Sollte bei Ihnen oder Ihrem Betreuten eine ansteckende Erkrankung diagnostiziert werden, benachrichtigen Sie sofort die Familie des Betreuten und Ihre Vermittlungsagentur.

Вероятность, что Вы столкнётесь с инфекционным заболеванием, очень незначительна. Тем не менее несколько слов, связанных с этой проблемой: Если у Вас или Вашего пациента диагностируется заразное заболевание, уведомите сразу семью пациента и Ваше агентство по трудоустройству.

Beachten Sie alle Anweisungen des Arztes. Dies betrifft die medikamentöse Behandlung und die Quarantäne (Isolation). Organisieren Sie den Tagesablauf und die Versorgung so, dass Sie unbesorgt die Zeit, in der eine Ansteckungsgefahr droht, überstehen können. Bleiben Sie ruhig und verfallen Sie nicht in Panik.

Обратите внимание на все указания врача. Это касается медикаментозного лечения и карантина (изоляция). Организуйте распорядок дня и снабжение таким образом, чтобы Вы могли спокойно перенести время, когда Вам угрожает опасность заражения. Сохраняйте спокойствие и не впадайте в панику.

So können Sie zum Beispiel die Familie des Betreuten informieren:

„Der Arzt hat bei Herrn Meier heute Krankheit X festgestellt. Es kann sein, dass auch ich bereits angesteckt wurde. Wir haben Medikamente bekommen und dürfen das Haus nicht verlassen, müssen aber versorgt werden. Bitte bringen Sie uns folgende Sachen (Aufzählung) und stellen Sie diese vor die Haustür. Wir sollen keinen direkten Kontakt miteinander haben. Bitte kontaktieren Sie den Hausarzt."

Oder:

„Der Arzt hat heute bei mir Krankheit X festgestellt. Leider kann ich Herrn Meier zurzeit nicht versorgen. Bitte kontaktieren Sie den Arzt und organisieren Sie eine Ersatzversorgung für Herrn Meier. Danke."

Вы можете информировать, например, семью пациента:

„Сегодня врач установил у господина Майера болезнь Х. Возможно, и я уже заразилась. Мы получили медикаменты и не можем покидать дом, однако, должны снабжаться. Пожалуйста, принесите нам следующие вещи (перечень) и ставьте их перед входной дверью. Мы не должны иметь прямого контакта друг с другом. Пожалуйста, контактируйте с домашним врачом."

Или:

„Сегодня врач установил у меня болезнь Х. К сожалению, в настоящее время я не могу обслуживать господина Майера. Пожалуйста, контактируйте с врачом и обеспечьте замену санитара для господина Майера. Спасибо."

Нейрологические заболевания

6.3.7   Neurologische Erkrankungen – Нейрологические заболевания

die Altersdemenz	*возрастное слабоумие*
die Demenz	*слабоумие*
der Morbus Alzheimer	*болезнь Альцгеймера*
der Morbus Parkinson	*болезнь Паркинсона (* 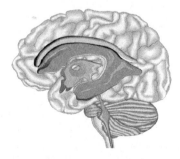 *Abb. 6.7)*
die Orientierungslosigkeit	*дезориентация*
der Schwindel	*головокружение*
die Verwirrtheit	*умопомрачение*

▣ Abb. 6.7 Gehirn – *Рис. 6.7 Мозг* (Aus Spornitz 2010)

Bei neurologischen Erkrankungen wie Morbus Parkinson oder Morbus Alzheimer hängt der Zustand des Patienten vom Stadium der Erkrankung ab und kann von hilfebedürftig bis pflegebedürftig reichen. Charakteristisch dabei ist die fortschreitende Minderung des Bewusstseins und des Erinnerungsvermögens. Symptome (Erscheinungen) von Morbus Parkinson sind meist ein Zittern der Hände, Steifheit und schleppender Gang.

При неврологических заболеваниях, как болезнь Паркинсона или болезнь Альцгеймера состояние пациента зависит от фазы заболевания и может находиться в интервале от нуждающегося в помощи до нуждающегося в уходе. При этом характерно прогрессирующее уменьшение сознания и памяти. Симптомы (явления) болезни Паркинсона - в большинстве случаев, дрожь рук, онемение членов и замедленные движения.

Bei Morbus Alzheimer und Altersdemenz steht der Verlust der Erinnerung im Vordergrund. Dabei kommt es zur Veränderung der Gehirnfunktionen bzw. zum Abbau von Nervenzellen. Da diese Nervenzellen für das Gedächtnis, das Denkvermögen und vor allem für Lernvorgänge zuständig sind, werden das Gedächtnis und die geistigen Funktionen beeinträchtigt. Die Patienten wissen z. B. oft nicht, wie ein angefangener Satz enden sollte, und erkennen bekannte Personen nicht mehr. Das Vergessen geschieht rückwärts. Die Patienten erinnern sich zuerst nicht, was gestern war, dann, was vor einer Woche passierte, und später, was vor einem Jahr geschah. Die erlernten geistigen Fähigkeiten, wie z. B. Selbstbeherrschung, Äußerung von Angst oder Wut, gehen auch verloren. Somit passiert es oft, dass Demente aggressiv werden.

При болезни Альцгеймера и возрастном слабоумии на переднем плане потеря памяти. При этом болезнь доходит до изменения функций головного мозга или до разложения нервных клеток, отвечающих за память, интеллект и прежде всего, за учебные процессы. Ухудшаются память и умственные функции. Пациенты не помнят, например, когда произошло какое-то событие и часто забывают знакомых им ранее людей. Забвение происходит в обратном направлении. Сначала пациенты забывают, что было вчера, потом -, что происходило одну неделю назад, и позже, что происходило еще ранее. Привычки, как напр., самообладание, сдерживание страха или ярости, также пропадают. Таким образом часто случается, что личности становятся агрессивными.

Die Demenz entwickelt sich in mehreren Stadien. In der letzten Phase kommt es zum Verlust aller höheren physischen Funktionen wie Essen, Trinken, Laufen, Toilettenbenutzung. Das Gehirn kann keine neuen Informationen speichern. Die Pflege solcher Patienten erfordert viel Geduld und Verständnis, denn ihr Verhalten entspricht oft dem Verhalten eines Kindes.

Слабоумие развивается на нескольких стадиях. В последней фазе доходит до потери всех более высоких физических функций как чувство голода, жажды, движение, использование туалетов. Головной мозг не может хранить новую информацию. Уход за такими пациентами требует большого терпения и понимания, так как их поведение часто сравнимо с поведением ребенка.

Wichtig ist eine respektvolle Betreuung: den Betreuten zu achten und seine Menschenwürde zu bewahren. Nehmen Sie Rücksicht auf seine Bedürfnisse und seine Verletzlichkeit. Bei Personen mit einer mittelgradigen Demenz geben Sie Lob und positive Unterstützung.

В этом случае очень важно постараться проявить большое уважение к личности пациента. Уделять больше внимания пациенту и сохранять его человеческое достоинство. Уделять внимание его требованиям и его болезненной уязвимости. Людям со старческим слабоумием выражать похвалу за положительные поступки.

■■   **Dialog – Диалог**

▬ Wer sind Sie überhaupt?
Кто вы, вообще?

▬ Ich kenne Sie gar nicht.
Я Вас совершенно не знаю.

 ▬ Herr Meier **(den Betreuten immer mit Namen ansprechen)**, ich bin Ihre Pflegerin. Machen Sie sich keine Sorgen, alles ist in Ordnung.
Г-н Майер (оращаться к пациенту всегда по имени), я Ваша санитарка, Не беспокойтесь, все в порядке.

 ▬ Herr Meier, **jetzt** gehen wir in die Küche und backen **zusammen** einen Kuchen/gehen in den Garten und gießen die Pflanzen/malen ein Bild für die Enkelkinder/singen ein Lied/legen die Wäsche zusammen/schauen uns die Bilder an.
Г-н Майер, мы пойдем на кухню и испечем торт,/ пойдем в сад и польем цветы/нарисуем картину для племянника /споем песню/сложим вместе постиранное белье/посмотрим вместе рисунки.

▬ Ich will nicht.
Я не хочу.

 ▬ Herr Meier, wenn Sie nicht wollen, dann lasse ich Sie **jetzt** hier auf dem Balkon und Sie können den Vögeln zuhören.
*Г-н Майер, если Вы не хотите, я **тогда** оставлю Вас одного на балконе и Вы сможете послушать пение птиц.*

▬ Bitte geben Sie mir das Ding da.
Пожалуйста, дайте мне эту вещь.

— Ja gerne, Herr Meier, ich gebe Ihnen **jetzt** das **blaue** Kissen.
*Конечно, Г-н Майер, я дам Вам **сейчас синюю** подушку.*
— Ich möchte essen.
Я хочу есть.
— Herr Meier, ich bereite in zwei Minuten das Abendessen.
Es gibt heute eine **rote** Tomate, **frisches** Brot und dazu
einen **duftenden** Früchtetee.
*Г-н Майер, я приготовлю ужин через две минуты. Это
будет **свежий** хлеб, **красные** помидоры и **душистый** чай.*

6.3.8 Erkrankungen der Nieren und der Blase – Заболевание почек и мочевого пузыря

Заболевание почек и мочевого
пузыря

die Blasenentzündung	*воспаление мочевого пузыря*
der Dauerkatheter	*постоянный катетер*
die Inkontinenz	*недержание*
die Niereninsuffizienz	*почечная недостаточность*
die Nierenkolik	*почечные колики* (◨ Abb. 6.8)

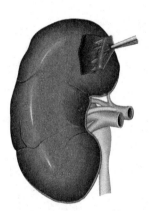

◨ **Abb. 6.8** Nieren – *Рис. 6.8 Почки*
(Aus Spornitz 2010)

▪▪ Dialog – Диалог
— So, jetzt werde ich Ihre Windel wechseln.
Я буду менять Вашу пелёнку.
— Bitte legen Sie sich hin.
Пожалуйста лягте.
— Bitte heben Sie Ihr Becken an.
Пожалуйта поднимите Ваш таз.
— Bitte nehmen Sie Ihre Beine auseinander.
Пожалуйста, раздвиньте ноги.
— Richten Sie sich bitte auf.
Выпрямитесь, пожалуйста.
— Halten Sie sich an mir fest.
Держитесь за меня, пожалуйста.
— Ich ziehe Sie hoch.
Я приподниму Вас.
— Ich hebe Ihr Becken an.
Я приподниму Ваш таз.
— Geschafft. Möchten Sie jetzt aufstehen oder noch kurz liegen
bleiben?
Готово. Вы хотите встать или еще немного полежать?
— Ich möchte noch liegen bleiben.
Я хочу немного полежать.

▬ Gut, ich werde Sie zudecken, damit Sie nicht frieren.
Хорошо, я укрою Вас, чтобы Вы не замерзли.

▬ Sollten Sie einschlafen, wecke ich Sie zum Essen auf.
Если Вы заснете, я подниму Вас к ужину.

Inkontinenz ist ein Begriff zur Bezeichnung der Unfähigkeit zur Entleerungskontrolle. Der Patient kann Urin und/oder Stuhl nicht bewusst zurückhalten und somit den Zeitpunkt der Entleerung nicht selbst bestimmen. Die Beschwerden weisen unterschiedliche Schweregrade auf. Besonders mobile Personen leiden unter den Auswirkungen, wie Unsicherheit, Angst vor Verschmutzung oder unangenehmem Geruch.

In der Frühphase vermeiden es die betroffenen Personen, darüber zu reden. Sollten Sie des Öfteren verschmutzte Kleidung bemerken, sprechen Sie dieses Thema sehr behutsam an. Es gibt einige Hilfsmittel, die vom Arzt verordnet werden. Lassen Sie sich dann auch in entsprechenden Sanitätsgeschäften informieren.

Недержание - это обозначение неспособности к контролю опорожнения. Пациент осознанно не может удерживать мочу и/или стул и таким образом не может определять дату опорожнения. Имеются разные степени тяжести. Особенно люди страдают от последствий, как ненадежность, страх перед загрязнением или неприятным запахом.

Люди, подверженные этой проблеме в ранней фазе, избегают говорить об этом. Если Вы замечаете чаще обычного загрязненную одежду, обратитесь к этой теме очень осторожно. Имеются несколько вспомогательных средств, которые предписываются врачом. Поинтересуйтесь также о существующих санитарных средствах.

Болезни скелета, костей и мускулатуры

6.3.9 Erkrankungen des Skeletts, der Knochen und des Muskelapparates – Болезни скелета, костей и мускулатуры

die Arthrose		артроз	
der Bandscheibenvorfall		смещение диска	
die Knochenbrüche:		переломы костей	
	der Beinbruch		перелом ноги
	der Bruch des Oberschenkels		перелом кости голени
	der Oberschenkelhalsbruch		перелом кости бедра
	der Armbruch		перелом руки
die Gelenkschmerzen		боли суставов	
die Gicht		подагра	

der Ischias	*ишиас*
die Knochenhautentzündung	*воспаление надкостницы*
die Muskelschmerzen	*боль в мышцах*
die Osteoporose	*остеопороз*
das Rheuma	*ревматизм*
die Verrenkung	*вывих*
die Verstauchung	*растяжение* (◘ Abb. 6.9)

▪ ▪ Dialog – *Диалог*

▬ Ich kann mich nicht/kaum bewegen.
  Я не могу двигаться.
▬ Ich habe schreckliche Gelenkschmerzen.
  У меня ужасно болит сустав.
▬ Ich habe Muskelschmerzen.
  У меня боль в мышцах.
▬ Jede Bewegung tut mir weh.
  Мне больно при каждом движении.
▬ Ich habe Rückenschmerzen/mein Rücken tut mir weh.
  У меня болит спина.
  ▬ Das tut mir Leid für Sie, versuchen Sie aber trotzdem, sich ein wenig zu bewegen. Das ist wichtig, damit Sie nicht steif werden.
    О, мне очень жаль. Попробуйте, однако, немного подвигаться, это важно. Так Вы не застынете.
  ▬ Hier ist Ihr Stock.
    Возьмите палку.
  ▬ Hier sind Ihre Krücken.
    Вот ваши костыли.
  ▬ Hier ist Ihr Rollator.
    Вот Ваш ролатор.
  ▬ Ich helfe Ihnen in den Rollstuhl.
    Я помогу Вам в инвалидном кресе- каталкой.
  ▬ Ich werde Sie am Arm führen.
    Я поведу Вас подруку.

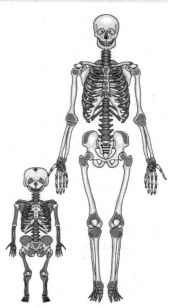

◘ **Abb. 6.9** Skelett – *Рис. 6.9 Скелет*
(Aus Spornitz 2010)

❯ **Beachten Sie bitte das nicht zu unterschätzende Risiko eines Sturzes.**
  Обратите внимание, пожалуйста, на недооцениваемый риск падения пациента.

Es gehört zu Ihren Aufgaben, darauf zu achten, dass eine Sturzgefahr ausgeschlossen oder möglichst gering gehalten wird. Vermeiden Sie z. B. rutschende Teppiche/Brücken, abstehende Teppichkanten, hohe Türschwellen, am Boden liegende Gegenstände, Telefon- und Lampenkabel, schlechte Beleuchtung, zu lange Kleidung oder falsche Hausschuhe. Bemerken Sie bei dem Betreuten Unsicherheit in der Balance, beim Gehen oder Aufstehen, bestehen Sie darauf, zu helfen. Kann Ihr Betreuer schlecht sehen oder wissen Sie von vorausgegangenen Stürzen, seien Sie doppelt aufmerksam. Jeder Sturz kann zu Knochenbrüchen und Schmerzen führen sowie eine noch stärkere Unselbständigkeit der Person hervorrufen.

К Вашим обязанностям принадлежит также исключить или свести как можно до минимума опасность падения пациента. Избегите, например, скользких ковров, высоких порогов двери, лежащих на полу предметы, телефонных кабели и кабелей ламп, плохое освещение, слишком длинной одежды или неудобной обуви. Заметив у пациента ненадежности в равновесии помогайте ему при ходьбе или подъеме. Если Ваш пациент плохо видит или Вы знаете о предшествовавших падениях, будьте вдвое внимательны. Каждое падение может пивести к переломам костей и болям, а также вызывать еще большую потерю несамостоятельности лица.

Заболевания
пищеварительного тракта

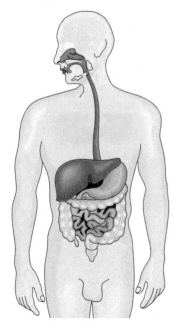

◘ Abb. 6.10 Verdauungstrakt –
Рис. 6.10 Пищеварительный тракт
(Aus Spornitz 2010)

6.3.10 Erkrankungen des Verdauungstraktes – Заболевания пищеварительного тракта

das Aufstoßen	*отрыжка*
die Blähungen	*метеоризмы*
der Durchfall	*диарея*
das Erbrechen	*рвота*
das Magengeschwür	*язва желудка*
die Magenschmerzen	*боли в желудке*
die Probleme mit der Speiseröhre	*проблемы с пищеводом*
das Pupsen	*выделение газов*
das Rülpsen	*отрыжка*
das Sodbrennen	*изжога*
der Schluckauf	*икота*
das Stoma	*рот/устье*
der Stuhlgang	*испражнение*
sich verschlucken	*давиться едой*
die Verstopfung	*запор* (◘ Abb. 6.10)

▪▪ Dialog – Диалог

▬ Ich habe Magenschmerzen.

У меня болит желудок.

　▬ Ist Ihnen auch schlecht?

　Вам тоже плохо?

　▬ Müssen Sie sich übergeben?

　Вы должны вырвать?

▬ Nein.

Нет.

　▬ Ich werde Ihnen Ihre Tabletten geben/einen Tee machen.

　Я дам Вам таблетку/сделаю чай.

▬ Ja.

Да.

　▬ Ich bringe Ihnen eine Schüssel und ein Handtuch.

　Я принесу Вам миску и полотенце.

　▬ Brauchen Sie noch etwas?

　Нужно Вам еще что-нибудь?

▬ Ich habe Verstopfung.

У меня запор.

　▬ Wann hatten Sie das letzte Mal Stuhlgang?

　Когда у Вас был стул в последний раз?

　▬ Möchten Sie ein Zäpfchen/ein Miniklistier?

　Хотите Вы свечу/клизму?

　▬ Brauchen Sie dabei meine Hilfe?

　Нужна Вам моя помощь?

　▬ Ich werde für die nächsten Tage Ihre Ernährung umstellen.

　Я поменяю Ваше питание на следующие дни.

▬ Ich habe Durchfall.

У меня понос.

　▬ Ist es tatsächlich Durchfall oder nur ein lockerer Stuhlgang?

　Это настоящий понос или просто мягкий стул?

　▬ Wie oft hatten Sie Stuhlgang? Wie oft waren Sie auf der Toilette?

　Как часто были Вы в туалете?

▬ Es ist Durchfall.

Это- понос.

　▬ Haben Sie auch Bauchschmerzen?

　И живот тоже болит?

▬ Ja.

Да.

　▬ Ich bringe Ihnen Zwieback/Salzstangen und schwarzen Tee/Cola.

　Я подам/принесу Вам сухарик/соленые палочки и черный чай/колу.

— Haben Sie sich verschmutzt?

Вы запачкались?

— Ja.

Да.

— Nicht so schlimm. Ich helfe Ihnen, sich sauber zu machen und frische Wäsche anzuziehen.

Ничего. Я помогу Вам почиститься и надеть свежее бельё.

— Nein.

Нет.

— Gut. Hoffentlich geht es Ihnen bald besser. Vorsichtshalber werde ich in den nächsten Tagen besonders auf Ihre Ernährung achten.

Ладно. Надеюсь Вам станет лучше. На всякий случай я буду в следующие дни внимательнее к Вашей пище.

Агрессивность

6.3.11 Aggression – Агрессивность

Hilflosigkeit und Abhängigkeit von anderen Personen führt bei pflegebedürftigen und dementen Personen oft zu aggressivem Verhalten. Gründe dafür liegen in biologischen Faktoren (Veränderungen im Gehirn) sowie in psychologischen Faktoren (Frustration über verlorene Fähigkeiten oder Argwohn und Missverständnisse). Der Umgang mit aggressiven Pflegebedürftigen ist belastend und verlangt einen hohen psychischen Einsatz.

Беспомощность и зависимость от других людей часто приводит пациентов к агрессивному поведению. Причины для этого лежат в биологических факторах (изменения в головном мозгу), а также в психологических факторах (переживания о потерянных способностях, подозрительность и также недоразумениях). Общение с агрессивными пациентами увеличивает нагрузку и требует высокого психического напряжения.

Wenn der Betreute sich wiederholt aggressiv verhält, informieren Sie die Kontaktperson und den Arzt. Vielleicht sind Beruhigungsmedikamente nötig.

При частых повторах агрессивности Вы должны проинформировать врача и родственников пациента- возможно, потребуются успокоительные медикаменты.

Die empfohlene Verhaltensweise im Falle eines akut aggressiven Verhaltens: Nähern Sie sich dem Betreuten mit beruhigender Stimme und versuchen Sie, ihn abzulenken. Wenn die Situation eskaliert, verlassen Sie das Zimmer und kommen nach ein paar Minuten zurück, um die Versorgung fortzusetzen.

Рекомендованное поведение в случае остро агрессивного поведения: Приблизьтесь к пациенту и спокойным голосом попытайтесь его успокоить. Если ситуация приводит к эскалации, покиньте комнату и возвратившись через несколько минут, попытайтесь продолжить общение.

Beobachten Sie, in welchen Situationen sich der Betreute meist aggressiv verhält, und versuchen Sie, solche Situationen zu meiden oder anders zu gestalten.

Понаблюдайте, какие ситуации чаще приводит Вашего пациента к агрессивности и попытайтесь в дальнейшем избегать таких ситуаций.

fluchen	проклинать
schreien	кричать
stoßen	толкаться
beißen	кусать

■ ■ **Dialog – Диалог**

▬ Herr Meier, Sie sind so aufgebracht. Brauchen Sie etwas? Kann ich Ihnen irgendwie helfen?

Г-н Майер, Вы чем-то рассержены. Нужно Вам что-то? Могу я Вам чем-то помочь?

Herr Meier ist weiterhin gereizt.

Г-н продолжает сердиться.

▬ Herr Meier, es tut mir leid, aber ich werde jetzt das Zimmer verlassen. Ich komme zurück, wenn Sie sich beruhigt haben.

Г- Майер, к сожалению я должна покинуть комнату. Я вернусь когда Вы успокоитесь.

6.3.12 Schlafstörungen – Нарушение сна

Нарушение сна

■ ■ **Dialog – Диалог**

▬ Ich kann nicht einschlafen.

Я не могу заснуть.

▬ Das tut mir aber leid. Was wollen wir tun?

Очень жаль. Что мы можем предпринять?

▬ Möchten Sie aufstehen?

Хотите Вы встать?

— Nein, ich bleibe liegen.

Нет, останусь лежать.

— Dann kann ich Ihnen etwas vorlesen.

Тогда я могу Вам почитать.

— Ich habe eine Zeitung/Zeitschrift oder ein Buch.

У меня есть газета, журнал или книга.

— Lesen Sie aus dem Buch vor.

Почитайте книгу.

— Gerne. Legen Sie sich zurück und ich lese.

Пожалуйста. Лягте снова и я Вам почитаю.

— Möchten Sie liegen bleiben?

Хотите остаться лежать?

— Nein, ich möchte aufstehen.

Нет, я хочу встать.

— Gut. Hier sind Ihre Hausschuhe.

Хорошо. Вот Ваши тапочки.

— Ich setze Sie in den Sessel.

Я усажу Вас в кресло.

— Möchten Sie Musik hören?

Хотите послушать музыку? (◘ Abb. 6.11)

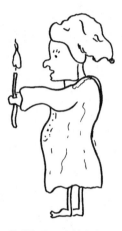

◘ **Abb. 6.11** Schlafstörungen –
Рис. 6.11 Нарушение сна

⊗ **Achten Sie bitte darauf, dass Personen mit Schlafstörungen so kurz wie möglich tagsüber schlafen. Eine Mittagsruhe ohne zu schlafen bringt Erholung und begünstigt die Nachtruhe.**

Обращайте, пожалуйста, внимание на то, чтобы люди с нарушениями сна спали как возможно коротко в течении дня. Тихий час без сна, приводит к отдыху и благоприятствует ночному покою.

Schlafstörungen sind bei älteren Personen normal.

Einschlafstörungen: Hier helfen Einschlafrituale, z. B. immer gleiche Zeit des Zubettgehens, Getränk vorm Einschlafen, angenehme Bettwäsche, Zimmer lüften, niedrigere Temperatur als im Wohnzimmer. Bei kalten Füßen helfen Schlafsocken.

Durchschlafstörungen: Beim nächtlichen Aufwachen sollte der Betreute (wenn der Zustand es erlaubt) aufstehen, kurz ruhig beschäftigt werden und beim ersten Anflug von Müdigkeit sich wieder hinlegen und schlafen.

Frühes Aufwachen: Dies kann man mit Verdunkelung des Zimmers durch Rollläden und Vorhänge sowie Dämpfung der Geräusche hinauszögern. Wenn die Person jedoch wach ist, sollte sie gleich aufstehen und den Tag im üblichen Rhythmus verbringen.

Нарушения сна нормальны для пожилых людей.

Нарушения сна: Здесь помогают ложиться спать, например, всегда в одинаковое время, напиток перед сном, приятное постельное белье, проветривание комнаты, создание в спальне более низкой температуры чем в жилой комнате. При холодных ногах помогают теплые носки.

Ночное пробуждене: При ночном пробуждении пациент должен, если позволяет состояние, встать из постели, чем-то спокойным заняться на короткое время и при первом налете усталости снова ложиться и спать.

Раннее пробуждение: - можно оттягивать светомаскировкой комнаты желюзями и занавесками, а также приглушением шумов. Если все-же сон прошел, пациент должен встать и проводить день в нормальном ритме.

■■ **Dialog – Диалог**

▬ Wie spät ist es? Kann ich schon aufstehen? Ich bin völlig wach.

  Который час? Могу я уже встать? Я совершенно бодрый.

  ▬ Es ist gerade ein Uhr in der Nacht. Alle Menschen schlafen noch.

  Сейчас ровно час ночи. Все люди еще спят.

▬ Ich will aber aufstehen. Ich kann nicht mehr schlafen.

  Но я хочу встать. Я не могу больше спать.

  ▬ Gut, dann stehen wir auf. Kommen Sie mit mir in die Küche. Ich mache uns einen heißen Kakao.

  Хорошо, тогда мы встанем. Идемте со мно на кухню, я приготовлю горячее какао.

▬ Sehr gute Idee. Erzählen Sie mir eine Geschichte?

  Очень хорошая идея. Расскажете вы мне какую-нибудь историю?

Manchmal ist der Betreute abends nörglerisch und will nicht ins Bett. Oder er nörgelt tagsüber und Sie überlegen, ob Sie ihn nicht ins Bett bringen. Das ist verständlich, aber oft kann gerade zu viel Schlaf der Grund für die schlechte Laune sein. Oder der Betreute erinnert sich an einen schlechten Traum und die damit verbundenen Ängste.

Иногда пациент вечером ворчит и не хочет в кровать. Или он придирается в течении дня и Вы подумываете, не уложить ли его в кровать. Это понятно, но часто как раз слишком большой сон может быть причиной для плохого настроения. Или пациент вспоминает о страшном сне и связанных с ним страхах.

■■   **Dialog – Диалог**

▬ Ich merke, Sie möchten heute nicht ins Bett.
Я вижу, Вы не хотите сегодня в кровать.

   ▬ Nein, das will ich nicht.
Нет, я не хочу.

▬ Warum? Haben Sie Schmerzen?
Почему, что-нибудь болит?

   ▬ Nein, aber ich hatte schlechte Träume. Die mag ich nicht.
Нет, но у меня был плохой сон. Я не хочу его.

   ▬ Erzählen Sie mir, wovon Sie geträumt haben. Wenn wir darüber reden, kann ich Ihnen vielleicht die Angst nehmen.
Расскажите мне, что Вам снилось. Если мы поговорим об этом, может я смогу рассеять Ваш страх.

   ▬ Ich weiß nicht mehr, aber es war unangenehm.
Я не знаю больше, но он был неприятный.

▬ Dann lese ich Ihnen eine schöne, lustige Geschichte vor. Vielleicht können Sie dann besser schlafen und haben schöne Träume.
Тогда я почитаю вам веселую историю. Может, вы сможете лучше спать и видеть приятный сон.

Медицинские приборы
и предметы ухода за пациентом

6.4   Medizinische Geräte und Pflegeausstattung – Медицинские приборы и предметы для ухода за пациентом

Pflegepatienten bekommen oft einige Medikamente, die Einfluss auf Zuckerwerte, Höhe des Blutdrucks oder das Gewicht haben. Um die Wirksamkeit der Medikamente festzustellen oder die richtige Dosis zu finden, wird oft eine Messung des Blutzuckerspiegels, des Blutdrucks oder des Körpergewichts benötigt. Klären Sie mit dem Hausarzt oder den verantwortlichen Personen, welche dieser Messungen Sie durchführen sollen und für welche ein entsprechendes Pflegepersonal zuständig ist.

Die einfachsten Messungen, die keine Vorkenntnisse erfordern, sind Wiegen, Messung des Bauchumfangs und Blutdruckmessen. Lassen Sie sich die Geräte vorführen und die Bedienung erklären. Achten Sie darauf, diese Messungen zu immer gleichen und vorab bestimmten Zeiten durchzuführen und die Ergebnisse sorgfältig aufzuschreiben. So können Sie dem Arzt, aber auch sich selbst die Arbeit erleichtern.

Часто пациенты получают несколько медикаментов, влияющих на уровень сахара, высоту кровяного давления или вес. Чтобы устанавливать эффективность медикаментов или найти правильную дозировку, пациенты часто нуждаются в измерении зеркала сахара крови, кровяного давления или массы тела. Выясните с домашним врачом или ответственными людьми, какие из этих измерений должны проводить Вы и за которые отвечает соответствующий обслуживающий медицинский персонал.

Самые простые измерения, которые не требуют предварительных знаний - это измерение веса и кровяного давления. Попросите продемонстрировать устройства и объяснить их обслуживание. Обратите внимание на то, чтобы проводить эти измерения всегда в одно и то же время и тщательно записывать показания. Таким образом Вы сможете облегчить работу себе и врачу.

■ **Pflegehilfsmittel zur Erleichterung der Pflege –**
Вспомогательное средство для облегчения ухода за пациентом

die Aufrichtehilfe	помощь для уборки
die Aufstehhilfe	помощь для вставания
die Bettverlängerung, Bettverkürzung	удлинение и укорачивание кровати
das Hebegerät	подъемник
der Knietisch	столик для коленей
der Krankenaufrichter	выпрямитель больных частей тела
das Lagerungskissen	подушка для укладывания больного
das Pflegebett	кровать для проведения процедур
der Pflegebett-Tisch	стол для проведения процедур
das Pflegebettzubehör	принадлежности процедурного стола
der Pflegeliegestuhl	стул у процедурного стола
die Rückenstütze	опора для спины
die Seitengitter	боковые решетки

■ **Pflegehilfsmittel zur Körperpflege/Hygiene –**
Вспомогательные средствадля ухода и личной гигиены

der Badewannenlift	лифт в ванне
die Bettdusche	душ в кровати
die Bettpfanne	подкладное судно
die Bettschutzeinlage	подкладка для защиты кровати
der Toilettenstuhl	кресло-туалет
die Urinflasche	бутылка для мочи
der Urinflaschenhalter	держатель бутылки для мочи

- **Pflegehilfsmittel zur selbständigeren Lebensführung/ Mobilität** – *Средства для самостоятельного передвижения*

der Gehstock	трость
der Gehwagen/der Rollator	ролатор
das Hausnotrufsystem	домашняя сигнализация
die Krücke	костыли
der Rollstuhl	кресло-каталка

- **Pflegehilfsmittel zur Linderung von Beschwerden** – *Вспомогательные средства для облегчения жалоб*

die Auflage gegen Dekubitus	подкладка от пролежней
die Lagerungsrolle	ролик для подкладывания под больного

- **Pflegehilfsmittel zum Verbrauch** – *Вспомогательные употребляемые средства*

das Desinfektionsmitte	дезинфицирующее средства
die Fingerlinge	напальчники
die Hand-/Hautschutzcreme	крем для рук и тела
das Inkontinenzmaterial	перевязочный материал
die Latexhandschuhe/ Einmalhandschuhe	латексные перчатки
der Mundschutz	маска
die saugende Bettschutz- einlage zum Einmalgebrauch	одноразовые тампоны для кровати
die Schutzbekleidung	защитная одежда
die Schutzschürze	защитный фартук

- **Sonstige Hilfsmittel** – *Другие вспомогательные средства*

das Blutdruckmessgerät	тонометр
die Brille	очки
die Digitalkamera zur Wund- dokumentation	камера для фотографирования ран
der Eisbeutel	мешок для льда
das Hörgerät	слуховой аппарат
die Körperwaage	весы
die Perücke	парик
das Thermometer	термометр
das Verbandset mit Schere	аптечка с ножницами
das Wärmekissen	согревающий компресс
die Zahnprothese	зубные протезы

▪▪ Dialog – Диалог

▦ Ich möchte lesen, bitte geben Sie mir meine Brille.

Я хочу почитать, дайте, пожалуйста, мне очки.

▦ Ja, hier ist sie. Ich nehme sie aus dem Futteral/Etui heraus.

Вот они. Я достаю их из футляра.

▦ Ich putze noch schnell die Gläser.

Я еще быстро почищу стекла.

▦ Der Bügel ist abgebrochen, ich muss die Brille zum Optiker bringen.

Дужка сломалась, я должен очки понести в оптику.

▦ Gut, dass wir eine Reservebrille haben.

Хотошо, тогда возьмем резервные очки.

▦ Ich kann trotz der Brille nicht gut lesen.

Я читаю плохо в очках.

▦ Dann gehen wir demnächst zum Augenarzt.

Тогда мы пойдем к окулисту.

▦ Soll ich vorlesen?

Почитать для Вас?

▪ Hörgeräte – *Слуховые аппараты*

Ein Hörgerät muss fachgerecht aufbewahrt und täglich gereinigt werden. Lassen Sie sich entsprechend einweisen.

Слуховой аппарат должен ежедневно проверяться и очищаться. (▣ Abb. 6.12)

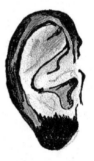

▣ **Abb. 6.12** Ohr – *Рис. 6.12 Ухо*

▪▪ Dialog – Диалог

▦ Ich höre Sie schlecht.

Я плохо слышу Вас.

▦ Haben Sie Ihr Hörgerät eingesetzt?

Вы установили слуховой аппарат?

▦ Ja, aber es funktioniert nicht/ich höre Sie trotzdem nicht.

Да, но он не работает я вас все-равно не слышу.

▦ Lassen Sie mich das überprüfen.

Дайте мне проверить.

▦ Versuchen wir nochmals, es einzusetzen. Das Gerät war nicht eingeschaltet.

Попробуем еще раз. Прибор не был включен.

▦ Ich vermute, die Batterie ist leer. Wo sind die Ersatzbatterien?

Я подозреваю, батарея села. Где запасные батареи?

▦ Weiß ich nicht/die sind ausgegangen.

Я не знаю, они кончились.

▦ Ich hole beim Akustiker neue Batterien.

Я принесу от акустика новые батареи.

- **Heilmittel –** *Лечебные средства*

die Bewegungstherapie	*двигательная терапия*
die Elektrotherapie	*электротерапия*
die Ergotherapie	*эрготерапия*
die Massage	*массаж*
die Stimm- und Sprechtherapie	*терапия голоса и речи/логопед*
die motorisch-funktionelle Behandlung	*лечение моторики*
das Hirnleistungstraining	*тренировка мозга*
die physikalische Therapie	*физиотерапия*
die psychisch-funktionelle Behandlung	*психически-функциональное лечение*

Лекарства

6.5   Medikamente – Лекарства

Die meisten Medikamente, viele sonstige Heilmittel und Hilfsmittel müssen vom Arzt verordnet werden.

Основные медикаменты, лечебные средства и вспомогательные средства должны поставляться врачом.

Zu Ihren Aufgaben als Pflegerin gehört wahrscheinlich auch die Verabreichung von Medikamenten. Dies soll genau nach Vorgaben des Arztes erfolgen. Um Sicherheit für Sie (richtiger Umgang mit Medikamenten und Kontrolle der eigenen Handlung) und für den Betreuten zu gewährleisten und gleichzeitig für den Arzt Transparenz zu schaffen, besorgen Sie sich ein Heft und tragen Sie regelmäßig folgende Daten ein:

- Medikamentengabe mit genauer Uhrzeit.
- Dosierung und Art des Medikamentes.
- Falls ein Medikament nicht eingenommen/nicht verabreicht werden kann, die Ursache und genaue Zeit der nötigen Einnahme.

Выдача медикаментов для приема пациентом также, вероятно, входит в обязанности санитарки. Это должно происходить точно по назначениям врача. Для точного выполнения этой процедуры, купите тетрадь и вносите в нее регулярно следующие данные;

- *Прием медикамента с точным временем,*
- *Дозировка и вид медикамента.*
- *Этим Вы гарантируете для себя, пациента и врача точность приема медикаментов.*
- *Если медикамент не был принят пациентом – указать причину. (* 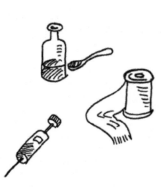 *Abb. 6.13)*

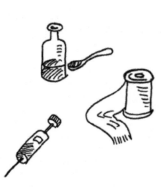
◘ **Abb. 6.13** Medikamente – *Рис. 6.13 Лекарства*

- **Applikationsformen –** *Обозначения на упаковках лекарств*

oral/Anwendung über den Mund/schlucken		*принимаемые через рот*
	die Brausetablette	*растворимая таблетка*
	das Dragee	*драже*
	die Kapsel	*капсула*
	die Lutschtablette/die Kautablette	*сосательная таблетка*
	der Saft	*сок*
	der Sirup	*сироп*
	die Tablette	*таблетка*
	die Tropfen	*капли*
dermal/auftragen auf die Haut/einreiben/eincremen		*кожные/наносимые на кожу/втираемые в кожу*
	die Creme	*крем*
	das Gel	*гель/желе*
	die Lotion	*лосьон*
	das Pflaster	*пластырь*
	der Puder	*пудра*
	die Salbe/Paste	*мазь/паста*
	das Spray	*аэрозоль*
	die Tinktur	*настойка*
nasal/Anwendung über die Nase/eintropfen/inhalieren		*вносимые через нос/капли, ингаляции*
	die Nasensalbe	*мазь для носа*
	das Nasenspray	*аэрозоль для носа*
	die Nasentropfen	*капли для носа*
rektal/einführen in Anus		*вносимые через задний проход*
	der Einlauf	*клистир*
	das Klistier	*груша/клизма*
	das Zäpfchen	*свечи*
intravenös/in die Vene		*внутривенно*
intramuskulär/in den Muskel		*внутримышечно*
subkutan/unter die Haut		*подкожно*
per Injektion/Spritze		*посредством инъекции /шприц*
vaginal/in die Scheide/einführen		*вагинально*
	die Creme	*крем*
	die Tablette	*таблетка*
	das Zäpfchen	*свечи*
ophthal/in das Auge/eintropfen		*через глаз- глазные капли*
	die Tropfen	*капли*
	die Salbe	*мазь/паста*

Посещение врача

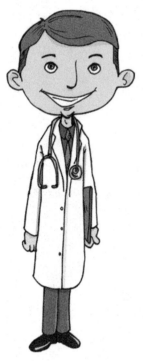

□ Abb. 6.14 Arzt – *Рис. 6.14 Врач*
(© Anton Brand)

6.6   Arztbesuch – Посещение врача

- **Versicherungskarte –** *Медицинская страховая карта*

In Deutschland zeigt man bei jedem Arztbesuch die Versicherungskarte. Diese wird in der Praxis eingelesen und die Behandlung wird je nach Art der Versicherung abgerechnet. (□ Abb. 6.14)

При каждом посещении врача пациент предъявляет карту медицинской страховки. Она считывается аппаратом и все назначения врача фиксируются для дальнейшей оплаты.

■■ **Dialog –** *Диалог*

— Wo ist Ihre Versicherungskarte?

Где Ваша карта медицинской страховки?

— In der Schublade.

В ящике.

— Im Geldbeutel.

В бумажнике.

— In meiner Tasche.

В моем кармане.

— Ich weiß es nicht.

Не знаю

— Macht nichts, ich suche danach.

Ничего, я потом поищу.

- **Vorbereitung auf den Arztbesuch –** *Подготовка к визиту врача*

■■ **Dialog –** *Диалог*

— Möchten Sie sich frisch machen?

Хотите Вы освежиться?

— Nein, danke.

Нет, спасибо.

— Ja, ich möchte gerne noch duschen/gewaschen werden.

Да, я хочу принять душ/помыться.

— Möchten Sie sich noch umziehen?

Хотите Вы переодеться?

— Nein, danke.

Нет, спасибо.

— Ja, bitte geben Sie mir frische Unterwäsche/Socken/Bluse/Hemd/Hose.

Да, пожалуйста дайте мне свежее нижнее белье/носки/рубашку/сорочку/брюки.

— Sind wir fertig, haben wir alles?

Вы готовы? Мы все сделали?

▬ Dann ziehen wir noch Schuhe und Jacke an.
  Тогда наденем туфли и куртку.

▬ Es regnet, wir brauchen einen Regenschirm.
  Идет дождь. Нам нужен зонт.

▬ Dann gehen wir.
  Ну, пошли.

■ **In der Praxis – *В приемной врача***

■■ **Dialog – *Диалог***

▬ Guten Tag, ich begleite Herrn X.
  Здравствуйте, я сопровождаю Г-на Х

  ▬ Guten Tag, haben Sie heute einen Termin?
    Здравствуйте, Вам назначен термин?

▬ Nein.
  Нет.

▬ Ja, um … Uhr.
  Да….в ….часов.

▬ Bitte nehmen Sie Platz im Wartezimmer/setzen Sie sich ins Wartezimmer.
  Сядьте, пожалуйста в комнате ожидания.

  ▬ Wie geht es Herrn X?
    Как Вы себя чувствуете, Г-н Х?

▬ Gut/nicht besonders/schlecht.
  Хорошо/не важно/плохо

▬ Er hat …
  У него…

▬ … Schmerzen im Bauch
  … боль в животе.

  ▬ Wo genau?
    Где точно?

▬ Hier.
  Здесь.

  ▬ Wann?
    Когда?

▬ Morgens/mittags/vor dem Essen/nach dem Essen.
  По- утрам/в полдень/перед едой/после еды.

▬ … in den Beinen
  … в ногах

▬ … in beiden Beinen
  … в обеих ногах.

▬ … im linken Bein/im rechten Bein
  … в левой/в правой ноге.

▬ … in der Wade
  … в икре

- … im Fuß
  … в стопе
- … im Oberschenkel
  …. в бедре
- … in der Hüfte
  … в бедре
- … in der Brust
  … в грудной клетке.
  - Was für ein Schmerz ist es?
    Какого характера боль?
- stechend
  колющая
- drückend
  давящая.
- beim Husten
  во время кашля.
- ständig/ab und zu
  постоянно/с …до
- … in den Gelenken
  … в колене
- … Kopfschmerzen
  … головная боль.
- … hohen Blutdruck/niedrigen Blutdruck
  …высокое/низкое давление
  - Wie hoch war der Blutdruck?
    Как высоко было Ваше давление?
  - Was haben Sie unternommen?
    Что Вы предприняли?
- Gar nichts.
  Ничего.
- Tabletten gegeben.
  Таблетку
- Tropfen gegeben.
  Капли.
- Wasser gegeben.
  Воду
- Herrn X hingelegt.
  Г-н Х лег.
  - Ich verordne Herrn X …
    Я осморю Г-на Х…
  - Sie bekommen eine Überweisung zum Facharzt.
    Вы получете направление к специалисту.
  - Wir brauchen folgende Untersuchungen:
    Нам требуются следующие обследования.

die Blutdruckmessung/ Langzeitblutdruckmessung	измерение давления/длительное (24-часовое измерение давления
die Blutabnahme	анализ крови
die Urinprobe	анализ мочи
das EKG/Belastungs-EKG	ЭКГ/стресс электрокардиограмма
die Blutzuckerkontrolle	анализ сахара в крови
die Röntgenaufnahme	рентгеновский снимок

- **Ärztliche Fachrichtungen – *Врачебные специалисты***

Allgemeinarzt	терапевт
Allergologe	алерголог
Augenarzt	окулист
Dermatologe	дерматолог
Frauenarzt	гинеколог
HNO-Arzt	ухо-горло-нос
Kardiologe	кардиолог
Kinderarzt	педиатр
Lungenfacharzt	лёгочный
Neurologe	нейролог
Psychiater	психиатр
Radiologe	рентгенолог
Rheumatologe	ревматолог
Urologe	уролог
Zahnarzt	дантист

■■ · **Dialog – Диалог**

Bitte kommen Sie wieder:
Приходите снова:

… morgen
… на следующей неделе.

… in zwei Wochen
… через две недели.

… im nächsten Quartal
… в следующем квартале.

… zu diesem Termin: …
… в назначеный термин.: …

… wenn es nicht besser wird
…если не будет улучшения.

- Aufgrund der EKG-Ergebnisse muss ich Herrn X ins Krankenhaus einweisen.

  На основании ЭКГ Г-н X должен лечь в больницу.
- Ich habe bereits den Krankenwagen bestellt.

  Я заказал санитарную машину.
- Es ist eine Noteinweisung.

  Вот направление.

  - Herr X, ich werde dann nach Hause fahren, Ihnen einige nötige Sachen zusammenpacken und ins Krankenhaus bringen.

    Г-н X, тогда я поеду домой, упакую некоторые необходимые Вам вещи и приеду в больницу.
  - Ich werde dann auch Ihre Kinder (bzw. die verantwortlichen Personen) benachrichtigen.

    Я так-же дам знать Вашим детям.

■ In der Apotheke – В аптеке

Wenn Sie ein Rezept vom Arzt bekommen, müssen Sie es innerhalb von 28 Tagen nach der Ausstellung einlösen. Ansonsten verfällt es und Sie brauchen ein neues Rezept.

Wenn Sie das Rezept einlösen, müssen Sie eventuell abhängig vom Preis der Medikamente eine Zuzahlung leisten.

Если Вы получили рецепт от врача, Вы должны в течении 28 дней принести его в аптеку. Или Вам нужно будет получить новый рецепт.Если вы получили по-рецепту медикамент, Вы должны, скорее всего, произвести доплату соответственно цене медикамента.

Kassenpatient *Рациент кассы…*	von der Zuzahlung befreit *освобожден от доплаты.*	keine Zuzahlung *нет доплаты*
	Medikamente kosten bis 50 € *Цена медикамента 50 €*	5 € Zuzahlung *доплата 5 €*
	Medikamente kosten 50–100 € *Цена медикамента 50–100 €*	10 % des Preises Zuzahlung *доплата- 10 % от цены*
	Medikamente kosten über 100 € *Цена медикамента выше 100 €*	10 € Zuzahlung *доплата 10 €*
Privatpatient *Частный рецепт*	Medikamente werden komplett in der Apotheke bezahlt und anschließend mit der Kasse abgerechnet. *Должны быть полностью оплачены, а чек с рецептом предъявлены в больничную кассу.*	

Vorteilhaft ist es, immer in dieselbe Apotheke zu gehen. Oft führen die Apotheker für ihre Kunden Kundenkarteien, auf welchen notiert ist, welcher Patient welche Medikamente bekommt. Sollte z. B. aus Versehen eine andere Größe oder Stärke als gewohnt auf dem Rezept stehen, bemerkt das der Apotheker sofort und kann beim Arzt nachfragen. Wenn Ihr Betreuter eine Dauertherapie benötigt, hat der Apotheker die Medikamente meist vorrätig und sie müssen nicht bestellt werden.

Пользуйтесь всегда одной и той-же аптекой. Аптекарь заведет на Вас карточку, где будет отмечаться, какие медикаменты вам требуются. Если обнаружится новое название- аптекарь сразу уточнит у врача правильность рецепта. Если ваш пациент нуждается в длительном снабжении медикаментами, аптека будет их заказывать для него заранее.

6.7　Krankengymnastik – **Лечебная гимнастика**

Лечебная гимнастика

■ ■ · **Dialog – Диалог**

Wir haben heute einen Termin zur Gymnastik.
Сегодня у нас термин лечебной гимнастики.

Ich will nicht hin. Ich brauche das nicht. Ich habe genug Bewegung.
Я не хочу. Мне не нужно. Я и так много двигаюсь.

Der Arzt hat das verordnet und es wird Ihnen nachher bestimmt besser gehen.
Это назначил врач, и после гимастики вы наверняка станете себя лучше чувствовать.

Na gut, dann gehen wir hin.
Ну хорошо, тогда пойдем.

Ich habe Ihre Sachen gepackt. Wir ziehen uns um und gehen.
Я уже упаковал Ваши вещи.Мы оденемся и пойдем.

Es geht mir heute nicht gut genug.
Мне сегодня не очень хорошо.

In Ordnung, ich werde den Termin absagen/verschieben.
Хорошо, я отменю/перенесу термин.

Wir machen Gymnastik. Heben Sie Ihren Arm und bewegen Sie sich so wie ich.
Мы делаем гимнастику. Поднимите руку и двигайте ею, как я. (□ Abb. 6.15)

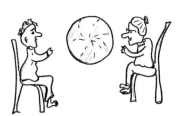

□ **Abb. 6.15** Krankengymnastik –
Рис. 6.15 Лечебная гимнастика

In Abhängigkeit vom Mobilitätsgrad des Betreuten können Sie während des Tages verschiedene Bewegungsabläufe einplanen.

Bewegung ist gut – nicht nur für die körperliche Verfassung, sondern auch für die Psyche. Versuchen Sie, die Übungen gemeinsam durchzuführen. Wenn der Betreute bettlägerig ist, bewegen Sie täglich seine Arme und Beine bzw. Hände und Füße. Zeigen Sie dabei gute Laune, seien Sie motivierend und loben Sie viel.

В зависимости от степени подвижности пациента Вы можете в течение дня планировать различные виды занятий. Движение хорошо – не только для физической конституции, но и для психики. Пытайтесь проводить упражнения вместе. Если пациент лежачий, двигайте ежедневно его руки и ноги. Демонстрируйте при этом Вашу доброжелательность и почаще хвалите его.

Wohnung – Квартира

© Springer-Verlag GmbH Deutschland 2017
N. Konopinski-Klein, *Russisch – Deutsch für die Pflege zu Hause*, https://doi.org/10.1007/978-3-662-54153-1_7

7.1 Wohnumfeld – Жилая площадь

■ ■ **Dialog – Диалог**

▬ Ich zeige Ihnen das Haus/die Wohnung.

Я покажу Вам квартиру

▬ Das ist ein schönes Haus/eine schöne Wohnung.

Это хороший дом/хорошая квартира.

■ **Wohnumfeld –** *Жилая площадь*

das Haus	*дом*
das Einfamilienhaus	*однофамильный дом*
das Hochhaus	*высотное здание*
das Mehrfamilienhau	*многофамильный дом*
die Villa	*вилла*
die Wohnung	*квартира*
das Gebäude	*здание*
das Erdgeschoss	*партер (земляной этаж)*
der erste Stock	*первый этаж*
das Dach	*чердак*
die Terrasse	*терраса*
der Balkon	*балкон*
der Flur	*коридор*
der Briefkasten	*почтовый ящик*
der Aufzug	*лифт*

7.1.1 Treppenhaus – Лестничная клетка

Die Stufen sind hoch. Bitte halten Sie immer beim Hoch- und Runtergehen Ihre Hand am Handlauf. Es ist für Ihre Sicherheit. Auch wenn Sie Wäsche oder andere Sachen nach oben oder unten tragen, nehmen Sie nur so viel, dass Sie auf die Stufen schauen können und nicht stolpern.

Ступеньки высокие. Пожалуйста, поднимаясь и опускаясь держитесь рукой за перила. Это нужно для Вашей безопасности. А когда Вы поднимаете наверх стирку или другие вещи, берите их столько, чтобы можно было видеть ступеньки и не споткнуться.

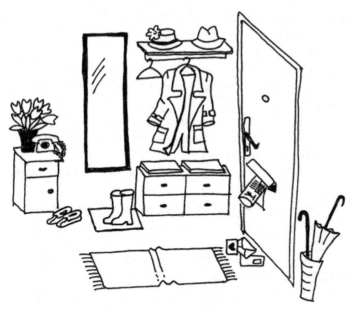

■ Abb. 7.1 Diele – *Рис. 7.1 Прихожая*

> **Wenn Sie mit dem Betreuten nach unten gehen, gehen Sie
> immer vor ihm, und wenn Sie nach oben gehen, gehen Sie
> immer hinter ihm – falls er stolpern oder umfallen sollte,
> können Sie ihn so leichter auffangen.**
>
> *Если вы спускаетесь со своим пациентом, идите всегда
> перед ним, а если поднимаетесь– идите за ним– если он
> споткнётся или упадет, вы сможете его легче подхватить.*

7.1.2   Diele – Прихожая

Прихожая

▪▪   Dialog – Диалог

▬ Hier ist die Diele/der Flur.
  Это прихожая. (■ Abb. 7.1)

▬ Im Schrank sind die Schuhe/die Hausschuhe/die Schuhputz-
  mittel/die Schals und die Handschuhe.
  *В шкафу – выходная обувь, домашняя обувь, средства для
  чистки обуви, шали и перчатки.*

▬ Hinter dieser Verkleidung ist der Sicherungskasten. Sollte es
  einen Stromausfall geben, können Sie an diesem Schalter den
  Strom ein- oder ausschalten.
  *За этой перегородкой- предохранительный щит. В случае
  отключения электричества Вы можете этим переклю-
  чателем включить или отключить ток.*

▬ Daneben steht der Regenschirmständer mit Schirmen.
Рядом стоит ящик для зонтов с зонтами.

▬ Vor der Tür liegt der Fußabstreifer.
Перед дверью лежит чистилка/скребок для обуви.

▬ Die schmutzigen Schuhe können Sie hier auf der Matte abstellen.
Грязную обувь Вы можете оставить на коврике.

▬ Wir ziehen immer am Eingang die Schuhe aus. Für Gäste haben wir Gästepantoffeln.
Мы всегда снимаем обувь перед входом, а для гостей у нас есть гостевые тапочки.

▬ An der Wand hängt der Schlüsselkasten. Der Reserveschlüssel für die Wohnung ist bei der Nachbarin/Hausmeisterin, Frau …
На стене висит ящичек с ключами. Запасные ключи у соседей, старшего дворника, госпожи …

▬ Denken Sie bitte daran, die Wohnung immer abzusperren, egal ob Sie innen oder außen sind.
Держите квартиру всегда закрытой, независимо от того, вы дома или уходите.

▬ Der Kasten neben der Tür ist die Gegensprechanlage. Wenn jemand klingelt, drücken Sie diesen Knopf und fragen, worum es geht. Wollen Sie jemanden in die Wohnung lassen, drücken Sie diesen Öffner.
Коробка рядом с дверью- переговорное устройство. Если кто-то звонит, нажав на эту кнопку, спросите, в чем дело, и если захотите кого-то впустить в дом- нажмите эту кнопку.

▬ Das ist die Garderobe für Mäntel und Jacken. Falls die Kleiderbügel nicht ausreichen, können Sie die Jacke an einem Haken aufhängen. Über der Garderobe ist eine Ablage für Hüte und Mützen.
Это-гардероб для плащей и курток. Если плечиков для одежды не хватит, можно повесить куртку на крючок. Над гардеробом полка для шапок и шляп.

Гостиная

7.1.3   **Wohnzimmer – Гостиная**

■■   **Dialog – Диалог**

▬ Von der Diele/dem Flur aus kommt man in alle Zimmer. Hier ist das Wohnzimmer.
Из прихожей /коридора, можно пройти во все комнаты. Вот эта- гостиная. (◘ Abb. 7.2)

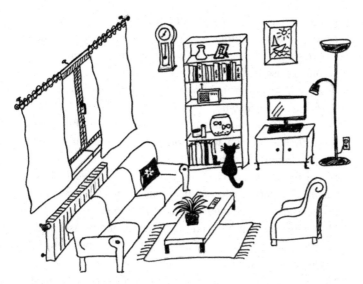

◘ **Abb. 7.2** Wohnzimmer – *Рис. 7.2 Гостиная*

▬ Auf der rechten Seite steht die Schrankwand. Neben dem Fernseher liegen die Fernbedienungen für den Fernseher und für das Radio.
С правой стороны стоит стенной шкаф. Рядом с телевизором лежат пульты управления для телевизора и радио.

▬ Haben Sie hier Kabelfernsehen oder eine Satellitenantenne?
У Вас кабельное телевидение или спутниковая антенна?

▬ Wir haben eine Satellitenantenne. Hier steht der Receiver. Es ist alles eingestellt. Wenn Sie fernsehen oder Radio hören wollen, drücken Sie auf diese Knöpfe. Sollten Sie versehentlich etwas umgestellt haben und brauchen Hilfe, rufen Sie mich an.
У нас сателлитантенна.Вот ресирвер. Все уже подключено. Если Вы захотите смотреть телевидение или послушать радио- нажмите эту кнопку, Если же Вы захотите что-то установить- позовите меня.

▬ Ist es möglich, russische Sender zu empfangen?
Можно установить российскую программу?

▬ Ja, wir haben bereits welche programmiert.
Да, мы уже запрограммировали некоторые.

▬ Ich werde mich gerne darum kümmern.
Я хотела бы об этом попросить.

▬ Nein, das ist leider nicht möglich.
Нет, к сожалению это не возможно.

▬ In der Schrankwand stehen Bücher, CDs, DVDs, Nippes und Reiseandenken als Erinnerung an die Reisen meines Vaters.

*В стенном шкафу-стоят книги, CD, DVD, открытки и су-
вениры, как воспоминания о путешествиях моего отца.*

⸺ Wo sind die Fotoalben? Wir könnten irgendwann alte
Bilder anschauen.

*А где фотоальбомы? Мы можем когда- нибудь старые
фото посмотреть.*

⸺ Die sind in dieser Schublade. Hier liegen auch wichtige Dokumente wie Personalausweis, Krankenversicherungskarte,
Urkunden und Versicherungspolicen.

*Они в этом ящике. Здесь также лежат важные доку-
менты, например пасспорт, карточка медицинской
страховки, страховочные поллисы, удостоверения.*

⸺ Gegenüber der Schrankwand steht der Lieblingssessel meines
Vaters. Er mag es, wenn auf dem Couchtisch neben dem Sofa
frische Blumen stehen.

*Напротив стенного шкафа стоит любимое кресло моего
отца. Ему также нравится, когда на столике рядом с ди-
ваном стоят свежие цветы.*

⸺ Zu den Blumen. Auf den Fensterbrettern stehen Topfpflan-
zen. Bitte achten Sie darauf, dass sie weder zu nass sind, noch
austrocknen.

*Кстати о цветах. На подоконниках стоят горшки с цве-
тами. Следите, пожалуйста, чтобы земля была мокрая,
а то высохнут.*

⸺ Wo wird gegessen? Wo will Ihr Vater die Mahlzeiten einnehmen?

Где мы будем кушать? Где Ваш отец любит полдничать?

⸺ Neben der Küche stehen der Esstisch und die Stühle. Die
Tischdecken, Servietten und das Besteck sind in der Anrichte.

*Рядом с кухней стоит стол и стулья. Скатерти, сал-
фетки, столовые принадлежности- в буфете.*

⸺ An der Wand hängen viele schöne Bilder.

На стене висит много красивых картин.

⸺ Danke. Ich mag sie auch gerne. Mein Vater wird sich freuen,
sich mit Ihnen über die Bilder unterhalten zu können.

*Спасибо. Мне тоже они нравятся. Моему отцу будет
приятно побеседовать с Вами о них.*

Спальня

7.1.4   **Schlafzimmer – Спальня**

■■   **Dialog – Диалог**

⸺ Das Bett meines Vaters steht an der Wand.

Кровать моего отца стоит у стены. (◐ Abb. 7.3)

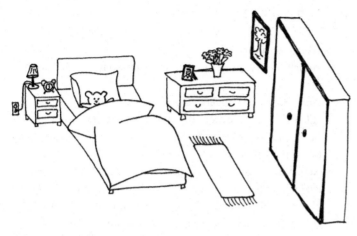

◻ **Abb. 7.3** Schlafzimmer – *Рис. 7.3 Спальня*

▰ Daneben steht ein Nachtkästchen. Hier sind die Notfallmedi-
kamente, Taschentücher, ein Buch zum Vorlesen und ein Glas
Wasser. Der Schalter der Nachttischlampe ist hier.
Рядом стоит ночной шкафчик. Здесь- срочные меди-
каменты, салфетки, книга для чтения и стакан воды.
Выключатель лампы ночного столика- здесь.

▰ Wo ist die frische Bettwäsche/Kleidung/Unterwäsche?
Где свежее постельное белье/одежда/нижнее белье?

▰ Bettwäsche ist in dem Schränkchen. Die Kleidung ist im
Schrank. Die Unterwäsche ist in der Kommode. Die Anord-
nung können Sie sich selbst anschauen.
Постельное белье в шкафчике. Одежда в шкафу.Нижнее
белье в комоде. С расположением этих вещей Вы можете
ознакомиться сами.

7.1.5   Gästezimmer – Комната для гостей

Комната для гостей

▪▪ **Dialog – Диалог**

▰ Das ist Ihr Zimmer. Sie haben hier alles, was Sie brauchen.
Ein Bett, einen Tisch mit Stühlen, einen Schrank und einen
Fernseher. Wenn Sie lesen möchten, können Sie die Bücher
aus dem Wohnzimmer nehmen.
Это Ваша комната.Здесь все, что Вам нужно. Кровать,
стол, стулья, шкаф и телевизор. Если Вы захотите по-
читать- можете взять книги из гостинной.

▰ Sie können dieses Badezimmer benutzen.
Вы можете пользоваться этой ванной комнатой.

Кладовая

7.1.6 Abstellkammer – Кладовая

■■ **Dialog – Диалог**

▬ Wenn ich mein Zimmer putzen möchte, wo finde ich Putzsachen?

Где принадлежности для уборки?

▬ Alle Putzsachen stehen in der Abstellkammer.

Все принадлежности для уборки находятся в кладовой. (◘ Abb. 7.4)

▬ Neben dem Staubsauger liegen Reservebeutel. Wenn Sie den letzten Staubsaugerbeutel verbrauchen, besorgen Sie bitte gleich die nächsten. Wichtig ist die Nummer auf der Packung, denn fast jeder Staubsauger benötigt andere Beutel.

Рядом с пылесосом- запасные мешки для пыли. Когда начнете пользоваться последним- позаботьтесь о покупке следующего. Главное- номер на упаковке- каждый пылесос имеет свой особый мешок.

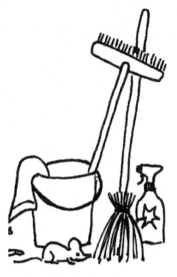

◘ **Abb. 7.4** Abstellkammer – *Рис. 7.4 Кладовая*

■ **Reinigungsmittel/Reinigungsgeräte – *моющее средство***

der Besen	*метла*
die Bürste/die Klobürste	*щетка /щетка для унитаза*
der Putzlappen	*половая тряпка*
der Putzeimer	*ведро для уборки*
die Putzhandschuhe	*перчатки для уборки*
die Schippe/Kehrschaufel	*совок*
der Schwamm	*губка*
der Staubsauger	*пылесос*
der Staubsaugerbeutel	*мешок для пылесоса*
der Staubwedel	*щетка для пыли*

Кухня

7.1.7 Küche – Кухня

■■ **Dialog – Диалог**

▬ Wir haben hier einen Elektroherd/einen Gasherd. Wissen Sie, wie man ihn einschaltet/bedient? Ich zeige es Ihnen gerne.

Здесь у нас электро плита/газовая плита.Умеете Вы ими пользоваться? Я покажу Вам. (◘ Abb. 7.5)

▬ Hier stehen die Kaffeemaschine und der Wasserkocher. Kaffeebohnen/Kaffeepulver finden Sie hier, verschiedene Tees finden Sie dort. Bitte bedienen Sie sich.

Тут стоит кофейная машина и чайник. Кофейные зерна/порошок- Вы найдете здесь. Различный чай - там. Пожалуйста, пользуйтесь.

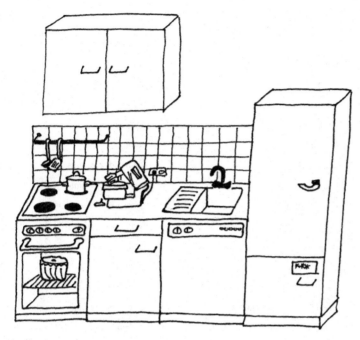

□ Abb. 7.5 Küche – *Рис. 7.5 Кухня*

━ Hier sind der Kühlschrank, die Schränke mit Geschirr, die
Töpfe, das Besteck und die Vorratsschränke.
*Здесь холодильник, шкафы для посуды, кастрюли, Столо-
вые приборы и шкафы для хранения припасов.*

━ Unter der Spüle stehen die Spülmaschine und die Spülmittel.
*Под раковиной стоят посудомоечная машина и моющие
средства.*

■ **Die Küchenausrüstung –** *Кухонные принадлежности*

die Gabel	*вилка*
das Glas	*стакан*
die Kaffeemaschine	*кофейная машина*
der Kartoffelstampfer	*пресс для картофеля*
die Kuchenform	*форма для торта*
die Kuchengabel	*вилка для жаркого*
der Kochlöffel	*поварежка*
die Küchenmaschine	*кухонный автомат*
die Küchenschürze	*фартук*
der große Löffel/Esslöffel/Suppenlöffel	*половник*
der kleine Löffel/Kaffeelöffel/Teelöffel	*чайная ложка*
das Messer	*нож*

der Mixer	миксер
die Pfanne	сковорода
das Reibeisen/die Reibe	терка
der Schneebesen	сбивалка/веничек
die Schüssel	миска
die Serviette	солфетка
das Sieb	сито
die Spülbürste	щетка для мытья
der Spüllappen	тряпка для мытья
das Spülmittel	средство для мытья
der Strohhalm	соломка/трубочка
die Tasse	чашка
die Teekanne	чайник
der große Teller/Essteller	большая тарелка
der tiefe Teller/Suppenteller	глубокая тарелка
der kleine Teller/Frühstücksteller	маленькая тарелка
die Tischdecke	скатерть
der Topf	горшок
der Topfdeckel	крышка
der Wasserkocher	кипятильник

Ванная комната

7.1.8   Badezimmer – Ванная комната

■■   **Dialog – Диалог**

▬ Mein Vater badet gerne. Die Badehilfen liegen in der Badewanne.

*Мой отец купается с удовольствием. Купальные принад-
лежности лежат в ванне.*

▬ Für Sie haben wir ein kleines Badezimmer mit Dusche und
Toilette.

*Для Вас у нас есть маленькая ванная комната с душем
и туалетом.*

▬ Die Waschmaschine und der Wäschetrockner stehen auch im
Badezimmer/im Keller/in einer separaten Waschküche.

*Стиральная машина и сушилка тоже стоят в ванной
комнате/в подвале/в отдельной стиральной комнате.*
(◘ Abb. 7.6)

▬ Wo sind die Waschmittel und der Weichspüler?

Где стиральный порошок и средство для полоскания?

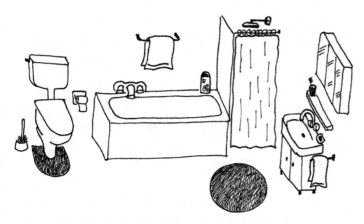

Abb. 7.6 Badezimmer – *Рис. 7.6 Ванная комната*

■ **Baden/Duschen – *принимать ванну/принимать душ***

die Badekappe	*купальная шапочка*
das Bademittel	*средство для ванны*
das Badeöl	*тасло для ванны*
die Badewanne	*ванна*
das Duschbad	*душевая кабина*
die Duschbrause	*душевая лейка*
die Dusche	*душ*
der Duschhocker	*душевая сушилка*
die Duschmatte	*душевой коврик*
der Duschvorhang	*душевая занавеска*
die Handbürste	*щетка для рук*
das Handtuch	*полотенце*
der Schwamm	*губка*
die Seife	*мыло*
der Waschlappen	*мочалка*
der Wäschekorb	*корб для белья.*
das Waschmittel	*стиральный порошок*
das kalte Wasser	*холодная вода*
das warme Wasser	*горячая вода*
der Weichspüler	*полоскатель*
die Zahnbürste	*зубная щетка*
die Zahnpasta	*зубная паста*

■ **Die Toilette** – *туалет*

das Bidet	*биде*
die Feuchttücher	*влажные салфетки*
die Spülung	*промывание/спускать воду*
das Toilettenpapier	*туалетная бумага*
der Toilettensitz/die Toilettenbrille	*туалетное сиденье/унитазное сиденье*
die Toilettenschüssel/die Kloschüssel	*унитаз*

Повседневные ситуации

Проветривание

7

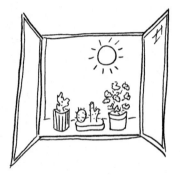

■ **Abb. 7.7** Lüften – *Рис. 7.7 Проветривание*

7.2   Alltagssituationen – Повседневные ситуации

7.2.1   Lüften – Проветривание

Jede Wohnung hat ihren eigenen Duft. Bei älteren Menschen, vor allem wenn sie inkontinent sind, kann es leicht zu unangenehmem Geruch kommen. Deshalb ist es wichtig, die Wohnung regelmäßig zu lüften,. eventuell Duftlampen oder Raumsprays (nicht übertreiben!) zu benutzen und auf die Sauberkeit der Kleidung und der Umgebung zu achten. Für die Geruchsentwicklung sind auch oft die Betten und Schränke verantwortlich. Wechseln Sie oft die Bettwäsche, lüften und waschen Sie die Kleidung (■ Abb. 7.7).

Каждая квартира имеет свой собственный запах. У пожилых людей, страдающих помимо всего и недержанием, может этот запах быть слегка неприятным. Следовательно, квартиру следует регулярно проветривать. Применять душистые свечи, дезодоранты (не перебарщивать!), и поддерживать чистоту одежды и окружающей среды. За состояние воздуха ответственны также и чистота кровати и шкафа. Меняйте чаще постельное белье, стирайте одежду.

❯ **Achten Sie auf Sauberkeit im Bad und in der Toilette. Benutzen Sie Abfalleimer mit Deckel, spülen und desinfizieren Sie diese nach jedem Ausleeren.**
   Следите также за чистотой ванны и туалета. Пользуйтесь мусорным ведром с крышкой. Дезинфицируйте его после каждого опорожнения.

Im Sommer, bei angenehmen Temperaturen, können die Fenster durchgehend offen bleiben. Wenn Sie weggehen, schließen Sie aber alle Fenster. So vermeiden Sie Wasserschäden durch unerwarteten Regen oder ein Gewitter – von Einbrüchen natürlich ganz zu schweigen.

Летом, при удобной температуре, окна могут оставаться постоянно открытыми. Если же Вы уходите, закрывайте окна, во избежание порчи имущества из-за неожиданного дождя или непогоды.

Im Winter können Sie die Fenster nicht durchgehend geöffnet lassen, daher empfiehlt sich ein kurzes Stoßlüften. Es wird in allen Räumen nacheinander in folgender Reihenfolge durchgeführt:

1. Heizung ausschalten/Regler runterdrehen
2. Fenster komplett öffnen, Raum verlassen, Tür schließen
3. 15 Minuten offen lassen
4. Fenster schließen, Heizung auf die gewohnte Stärke aufdrehen

В зимнее время, когда вы не можете настежь открывать окна, применяйте систему ударного проветривания по следующей системе: Отопление выключают, все окна настежь открываются. Помещение покидают на 15 минут. Окна закрываются, отопление снова открывают на привычную температуру.

▶ **Regelmäßiges Lüften beugt nicht nur Geruchsbildung vor, sondern auch Schimmel und Feuchtigkeitsstaus.**
Постоянное проветривание удаляет не только запах, но также плесень и сырость.

7.2.2 Heizen – Отапливание

Отапливание

■ ■ **Dialog – Диалог**

▬ In diesem Haus haben wir eine Elektroheizung/Gasheizung/Ölheizung/Fernwärme.
В этом доме электрическое/газовое/Масляное/центральное отопление.

▬ In den Räumen sind Heizkörper/ist eine Fußbodenheizung.
В комнатах радиаторы/обогреваемые полы.

▬ Der Heizofen steht im Keller und ist auf alle Räume eingestellt. Sollte es zu kalt/warm sein, können Sie die Temperatur im jeweiligen Zimmer mit dem Thermostat am Heizkörper einstellen. Wenn Sie das Thermostat umgestellt haben, warten Sie mindestens eine halbe Stunde, um zu sehen, ob dann die Temperatur angenehm ist. Die Heizkörper brauchen Zeit, um zu reagieren. Bei der Fußbodenheizung kann es sogar deutlich länger dauern. (◘ Abb. 7.8)
Котел отопления находится в подвале и тепло распределяется по всем комнатам. Если вдруг очень жарко/холодно, вы можете изменить температуру в каждой

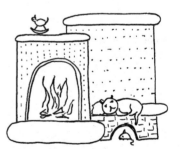
◘ **Abb. 7.8** Heizen – *Рис. 7.8 Отапливать*

комнате с помощью термостата. После перестановки термостата подождите около получаса, чтобы убедиться, что температура стала приятной. Радиаторам нужно время для реагирования. При подогреваемых полах этого времени требуется еще больше.

> **Bitte denken Sie daran, dass in überhitzten Räumen eine sehr trockene Luft herrscht und man dadurch anfälliger für Infekte wird.**
> **Помните, в перегретых комнатах воздух будет очень сухим и человек станет легко подвержен инфекциям.**

Empfohlene Temperaturen sind:
Нормальная температура для помещений:

Badezimmer	ванная	20–23 °C
Wohn-/Kinderzimmer	гостиная/детская комнаты	20–23 °C
Küche	кухня	18–20 °C
Schlafzimmer	спальня	17–20 °C
WC	туалет	16–19 °C
Flur	прихожая	15–18 °C

Соблюдение порядка и чистоты

7.2.3   Ordnung halten und putzen – Соблюдение порядка и чистоты

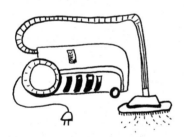

Abb. 7.9 Ordnung – *Рис. 7.9 Порядок*

Wenn es nicht anders vereinbart ist: Sie sind eine Pflegerin und keine Putzfrau. Das bedeutet, Sie kümmern sich hauptsächlich um den Betreuten. Sie achten allerdings darauf, dass in seiner Umgebung Ordnung herrscht. Sollten Ihre Auftraggeber das Putzen und Kochen von Ihnen verlangen, soll es vereinbart und nicht stillschweigend angenommen werden (● Abb. 7.9).

Если нет другой договоренности- Вы -санитарка, а не уборщица. Это означает- вы являетесь в основном, санитаркой. Тем не менее, вы также должны следить за соблюдением чистоты и порядка. Если Ваш работодатель возложил на Вас ответственность за чистоту и приготовление обеда, это должно неукоснительно выполняться.

In Deutschland, Österreich und in der Schweiz legt man sehr hohen Wert auf die Mülltrennung. Es ist Pflicht für alle, und die praktische Durchführung ist sehr gut organisiert. Erkundigen Sie sich, in welcher Form das in der Gemeinde, in der Sie sich aufhalten, funktioniert. Es gibt verschiedene Möglichkeiten. Ziel ist Recycling und Umweltschutz. Man trennt wie folgt:

В Германии, Австрии и Швейцарии разделение мусора стоит на очень высоком уровне. Это входит в обязанности каждого и организовано очень хорошо. Выясните для себя, как это происходит в общине, в которой Вы проживаете. Существуют различные возможности. Целью является замкнутый цикл и охрана окружающей среды. Разделяют, как указано ниже:

- Normaler Abfall – Haushaltsabfall
  Домашний мусор
- Grüner Abfall – Lebensmittelreste, Pflanzenreste
  Остатки продуктов питания, остатки растений
- Verpackungen – Plastikverpackungen, Kunststoffreste, Verpackungen mit Recyclingzeichen
  Упаковки – пластиковые, пластмассовые упаковки, упаковки со знаком, обозначающим контейнер утилизации
- Glas – spezielle Container
  Стекло - специальный контейнер
- Altkleidung, Schuhe – spezielle Container
  Старая одежда, ботинки – специальные контейнеры
- Altpapier
  Макулатура

■■ **Dialog – Диалог**

- Jeden Mittwoch kommt eine Putzfrau.
  В каждую среду приходит уборщица
- Sie wird:
  Она:
- … Fenster putzen
  … моет окна
- … Bäder wischen
  …моет ванну
- … grundsätzlich alles sauber halten
  … капитально все чистит.
- Wir haben vereinbart, dass Sie kleine Reinigungsarbeiten selbst durchführen. Dazu gehört:
  Мы договорились, что мелкую работу по уборке Вы делаете сами. К этому относится:

Staub saugen	*пылесосить*
Boden wischen	*пол натереть*
Abstauben/Staub wischen	*смахивать пыль*
Wäsche waschen	*белье стирать*
Bügeln	*погладить*
Mangeln	*разглаживать*
Spülen	*прополоскать*
Küche sauber halten	*поддерживать чистоту в кухне*

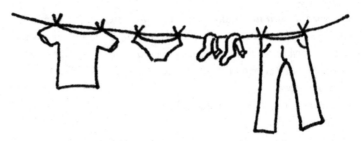

◻ **Abb. 7.10** Wäsche – *Рис.7.10 Белье*

7.2.4   Wäsche pflegen – Ухаживание за одеждой

Zur Betreuung gehört auch die Verantwortung für das saubere Aussehen des Betreuten. Das betrifft nicht nur den Körper, sondern auch die Kleidung.

В обязанности санитарки входит также опрятный вид пациента. Это заключается не только в чистоте тела, но и одежды (◻ Abb. 7.10)

▶ **Mit Urin und Fäkalien verschmutzte Kleidung und Bettwäsche muss sofort gewaschen werden.**
   Испачканая урином или фекалиями одежда должна быть немедленно постирана.

Erkundigen Sie sich, wo eine Reinigung ist, und bringen Sie die Kleidungsstücke, die nicht gewaschen werden können, regelmäßig dorthin.

Узнайте, где находится прачечная и регулярно отдавайте туда вещи, которые Вы сами не можете отстирать.

Wenn der Zustand des Betreuten es erlaubt, können Sie gemeinsam waschen. Er kann die Wäsche vorsortieren. Genauso beim Bügeln. Sie können sich während des Bügelns unterhalten und gemeinsam die Wäsche in die Schränke einräumen.

Если состояние пациента позволяет это, Вы можете стирать вещи вместе с ним.Он может помогать сортировать белье. Так-же во время глажки. Он может присутствовать рядом и помогать раскладывать вещи в шкафу.

7.3   Haustiere – Домашние животные

Es wurde mehrfach wissenschaftlich nachgewiesen, wie positiv sich Haustiere auf das Wohlbefinden älterer Menschen auswirken.

Sie beugen der Vereinsamung und depressiven Verstimmungen vor und haben positive Wirkung auf Bluthochdruck und Herzerkrankungen. Jedoch bedeutet es eine zusätzliche Belastung und Verantwortung, ein Tier im Haushalt eines Betreuten zu halten.

Наукой неоднократно подтверждалось, как положительно влияют домашние животные на самочувствие пожилых людей. Они скрашивают одиночество, устраняют депрессивные расстройства и имеют положительное действие на повышенное кровяное давление и заболевания сердца. Однако забота за животным ложится дополнительной нагрузкой на санитара и естественно, должна быть выражена в бюджете содержания санитарки.(◘ Abb. 7.11)

Deshalb wird es selten vorkommen, dass Sie gleichzeitig ein Tier mitversorgen müssen. Da Sie eventuell mit Tieren in Kontakt kommen, hier einige wichtige Begriffe.

К тому же, вы будете ухаживать за животным и войдете в контакт с ним. Несколько важных замечаний;

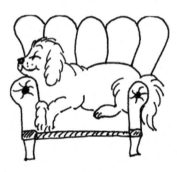

◘ **Abb. 7.11** Hund – *Рис. 7.11 Собака*

- **Das Haustier –** *Домашние животные*

der Hase	*заяц*
der Hund	*собака*
der Kanarienvogel	*канарейка*
das Kaninchen	*кролик*
die Katze	*кошка*
das Meerschweinchen	*морская свинка*
der Wellensittich	*попугай*

- **Die Haustierausstattung –** *Содержание домашнего животного*

das Futter	*корм*
das Halsband	*ошейник*
der Käfig	*клетка*
der Napf	*миска*
der Wassertrog	*поилка*

- ■ **Dialog –** *Диалог*
- Ich gehe mit dem Hund spazieren.
  Я иду гулять с собакой.
- Wo ist die Leine?
  Где ее поводок?

━ Haben Sie Angst vor Hunden?

Вы боитесь собак?

━ Sind Sie allergisch auf Hunde-/Katzenhaare?

У Вас есть аллергия на волосы собак и кошек?

━ Was für ein schönes Tier. Möchten Sie den Hund streicheln?

Какая красивая собака. Хотите ее погладить?

━ Darf ich die Katze hinauslassen oder ist es eine Wohnungs-katze?

Мне прогнать кошку, или это домашняя кошка?

Tagesplan –
Распорядок дня

© Springer-Verlag GmbH Deutschland 2017

N. Konopinski-Klein, *Russisch – Deutsch für die Pflege zu Hause*, https://doi.org/10.1007/978-3-662-54153-1_8

Bedenken Sie, dass der Betreute einen ruhigen, beständigen Tagesplan braucht. Aufregung und Hektik verursachen nur Nervosität und Verwirrtheit. Erstellen Sie allein oder mit der Familie des Betreuten einen Tagesplan und halten Sie sich daran.

Имейте в виду, что пациент нуждается в спокойном, постоянном распорядке дня. Волнение и спешка вызывают только нервозность и замешательство.Наметьте с семьей пациента план дня и старайтесь не отклоняться от него.

Сон и пробуждение

8.1   Schlafen und aufstehen – Сон и пробуждение

■ **Über Schlaf – *Сон***

Schlaf ist eine sehr empfindliche Körperfunktion, die auf äußere Faktoren reagiert. Ältere Personen schlafen deutlich weniger und nicht so tief wie im jüngeren Alter. Oft können sie nur schwer einschlafen, schlafen nicht durch und wachen früh auf. Tagsüber wird der Schlafmangel durch ein Nickerchen ausgeglichen. Ihr Betreuter ist vielleicht daran gewöhnt oder ist tagsüber unruhig und nutzt die Zeit auf andere Weise. Stellen Sie sich darauf ein, reden Sie darüber, zeigen Sie Verständnis und versuchen Sie nicht, ihn in einen bestimmten Tagesrhythmus zu zwingen (siehe dazu auch ► Kap. 6).

Сон - это очень важное отправление организма, которое реагирует на внешние факторы. Пожилые люди спят гораздо меньше и не настолько глубоко, как в более молодом возрасте. Часто они долго не могут заснуть, но просыпаются рано. В течение дня они иногда дремлют для восполнения недостатка сна. Учитывая это, не пытайтесь принуждать их входить в другой дневной ритм. (смотри для этого также 6). (◧ Abb. 8.1)

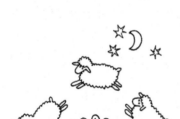

◧ **Abb. 8.1** Schäfchen zählen – *Рис. 8.1 Считаем баранов-для сна/Чтоы быстрее уснуть*

■■ **Dialog – *Диалог***

— Es ist jetzt 22.00 Uhr. Möchten Sie schlafen gehen?
  Уже 22:00. Вы не хотите лечь спать?
— Ja, ich bin müde und möchte schlafen.
  Да, я устал и хочу спать.
— Gut, dann helfe ich Ihnen im Bad.
  Хорошо, тогда я помогу Вам с ванной.
— Das ist nicht nötig. Ich komme alleine zurecht.
  В этом нет необходимости. Я справлюсь сам. А я тем временем подготовлю Вашу постель.
— Nein, ich möchte noch nicht schlafen.
  Нет, я еще не хочу спать.

Was möchten Sie sonst tun? Ich kann Ihnen was vorlesen.
А что Вы хотиде делать? Я могу Вам почитать.

Ich werde Ihr Bett frisch beziehen.
Я могу постелить Вам свежую постель.

Ich mache jetzt Ihr Bett.
Сейчас я приготовлю Вашу постель.

Ich möchte Ihr Kopfkissen aufschütteln.
Я хочу взбить Вашу подушку.

Ihr Bettlaken hat sich verschoben. Ich richte das.
Ваша простыня сбилась. Я расправлю ее.

Ich werde das Kopfteil hochstellen.
Я подниму подголовник.

Ich decke Ihre Beine zu.
Я укрою Ваши ноги.

- **Das Bett –** *Постель*

die Bettwäsche	белье
das Bettlaken	простыня
die Decke/die Tagesdecke	одеяло/покрывало
der Deckenbezug	пододеяльник
der Kopfkissenbezug	наволочка
das Kopfkissen	подушка
die Kopfstütze	подголовник
der Lattenrost	решетка из реек под матрасом
die Matratze	матрас
das Sofakissen	подушка
die Zudecke	накидка

- **Aufstehen –** *Пробуждение*
- **Dialog –** *Диалог*

Guten Morgen, was für ein schöner Tag.
Доброе утро. Какой прекрасный день.

Wollen Sie aufstehen?
Вы хотите встать?

Wie haben Sie geschlafen?
Как Вы спали?

Gut/sehr gut/nicht gut/schlecht
Хорошо/очень хорошо/не хорошо/плохо.

Das freut mich.
Очень приятно.

■ Oh, das hört sich nicht gut an. Warum?

О, это звучит нехорошо. Почему?

■ Hoffentlich können Sie heute Nacht besser schlafen.

Я надеюсь, эту ночь Вы будете спать лучше.

■ Ich helfe Ihnen beim Aufstehen.

Я помогу Вам встать.

■ So, halten Sie sich an mir fest. Ich hebe Sie jetzt hoch.

Так, держитесь крепко за меня. Я подниму Вас вверх.

■ Jetzt umdrehen. Sehr gut. Und die Beine runter.

Теперь повернитесь. Очень хорошо. А ноги опустите.

■ Bleiben Sie am Bettrand sitzen.

Оставайтесь сидеть на краю кровати.

■ Geht es Ihnen gut? Alles in Ordnung?

Вам хорошо? Все в порядке?

■ Nein. Mir ist schwindelig.

Нет. У меня кружится голова.

■ Dann bleiben Sie noch einen Moment sitzen.

Тогда посидите немного.

■ Geht's jetzt besser?

Вам лучше?

■ Stützen Sie sich auf mich und stehen Sie langsam auf.

Обопритесь на меня и медленно встаньте.

■ So, jetzt können wir langsam ins Bad gehen.

Так, теперь мы можем пойти в ванную.

■ Während Sie im Bad sind, lüfte ich das Zimmer.

Пока Вы будете в ванне, я проветрю комнату. (■ Abb. 8.2)

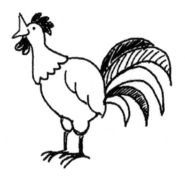

■ **Abb. 8.2** Hahn – *Рис. 8.2 Петух*

Гигиена пациента

8.2   Körperpflege – Уход за телом

Zu Ihren Aufgaben gehört auch die Unterstützung des Betreuten bei der Körperpflege. Der gesundheitliche Zustand des Betreuten bestimmt den Umfang Ihrer Hilfe. Versorgen Sie sich mit nötigen Pflegeutensilien und achten Sie darauf, dass die Umgebung sicher und pflegegerecht ausgestattet ist.

В Ваши обязанности входит также помощь в гигиене пациента. Здоровье пациента зависит от уровня Вашей помощи. Обзаведитесь необходимыми средствами ухода и позаботьтесь, чтобы на окружающей Вас территории были необходимые условия для обеспечения гигиены.

Vielleicht ist es für Sie als Pflegerin eine neue, ungewohnte Situation. Ebenso kann es für den Betreuten ungewohnt sein, sich bei der Körperpflege helfen zu lassen. Es ist für viele Menschen eine Überwindung und ein letztes Eingeständnis der eigenen Schwäche, im Intimbereich von einer anderen Person gereinigt zu werden.

Versuchen Sie, sich in die Situation des Betreuten zu versetzen, und behandeln Sie ihn so, wie Sie selbst gerne behandelt werden würden.

Вероятно, это для Вас, как для санитарки, новая, необычная ситуация. Может быть и для пациента необычно позволять помогать себе при осуществлении личной гигиене. Для многих людей это- окончательное признание собственной слабости- пользоваться для гигиены в интимной области помощью другого лица. Пытайтесь войти в положение пациента, и обращайтесь с ним так, как Вам хотелось бы, чтобы обращались с с Вами.

Bei inkontinenten Personen achten Sie auf besondere Empfindlichkeit der Haut im Windelbereich. Hierzu benötigen Sie eine Wund- und Schutzcreme. Lassen Sie sich am Anfang Ihrer Tätigkeit von dem bisherigen Betreuer in der Inkontinenzbetreuung unterweisen. Erfragen Sie, welche Pflegeartikel und wie oft sie benutzt wurden. Für die Intimhygiene einer bettlägerigen Person besorgen Sie Zellstoffpapier oder Küchenpapier.

Вы должны обратить внимание на чувствительность кожи в интимных местах у страдающих недержанием пациентов. Вам необходимы лечебный и защитный кремы. В начале Вашей деятельности получите указания от прежнего санитара в обслуживании при недержании. Спросите о способах ухода и как часто их надо осуществлять. Для личной гигиены лежачего пациента Вы должны пользоваться целлюлозой или кулинарной бумагой.

Bei Betreuten, die noch mobil sind und sich draußen bewegen können, ist die „Unsichtbarkeit" der Windeln ein wichtiges Kriterium für das Selbstbewusstsein. Unterstützen Sie Ihren Schützling dabei freundlich.

У мобильных пациентов, которые могут передвигаться, "невидимость" пеленок - это важный критерий уверенности в себе. Поддержите в этом аспекте Вашего протеже.

Seien Sie während der Körperpflege besonders ruhig, sachlich und besonnen und achten Sie auf eine ruhige und stressfreie Atmosphäre.

Будьте особенно спокойны во время оказания личной гигиены пациенту. Постарайтесь создать спокойную, свободную от стресса атмосферу.

8.2.1 Bettlägerige Person – Лежачие пациенты

Лежачие пациенты

■■ **Dialog – Диалог**

▬ Ich gebe Ihnen jetzt die Bettpfanne.
Я дам Вам судно.

▬ Bitte heben Sie Ihr Becken an.
Приподнимите Ваш таз.

- Ich helfe Ihnen sich abzustützen und lege die Bettpfanne unter Ihr Becken.
  Я помогу Вам держаться и подложу судно под Ваш таз.
- Jetzt trockne ich alles ab und werde Sie waschen.
  Теперь я оботру и обмою Вас.
- Entspannen Sie sich, ich werde Ihren Katheter reinigen.
  Расслабьтесь, я почищу Ваш катетер.
- Ich drehe Sie jetzt zur Seite und wasche Ihnen den Rücken.
  Я поверну Вас и помою Вашу спину.
- Bitte drehen Sie sich zur Seite.
  Пожалуйста, повернитесь на бок.
- Ich klopfe Ihnen den Rücken ab.
  Я пошлёпаю Вас по спине.
- Bitte husten Sie den Schleim ab.
  Пожалуйста, отхаркайтесь.
- Ich wasche Ihnen den Po und den Genitalbereich.
  Я вас подмою.

8

Ходячие пациенты

8.2.2 Mobile Person – Ходячие пациенты

❯ Fragen Sie nach oder hören Sie genau hin, welche Begriffe der Betreute im Zusammenhang mit Urin und Kot benutzt, damit keine Missverständnisse entstehen.

  Узнайте и запомните, какими условными словами называет пациент мочу и кал, чтобы в дальнейшем не было недоразумений.

■■ **Dialog – Диалог**
- Möchten Sie ins Bad?
  Вы хотите в ванную?
  - Ja, ich möchte auf die Toilette.
    Да, я хочу в туалет.
  - Ich möchte …
    Я хочу …
  - … „kleines Geschäft": pinkeln, pieseln, pissen, Pipi machen, pullern
    … „маленькая нужда": писать, пипи сделать, ...
  - … „großes Geschäft": groß machen, kacken, scheißen
    … „большая нужда":пойти по большому, ...

❯ Bitte benutzen Sie keine Ausdrücke wie „scheißen" und „kacken". Diese sind unelegant und vulgär.

  Не используйте пожалуйста грубые слова, как «какать» и т. д. Они звучат вульгарно.

▬ Brauchen Sie Hilfe dabei, sich sauber zu machen?

Нужно вам помочь почиститься?

  ▬ Nein, ich komme allein zurecht.

  Нет, я сам справлюсь.

  ▬ Ja, danke, ich brauche Unterstützung.

  Да, пожалуйста, мне нужна помощь.

❯ **An dieser Stelle ein Hinweis bezüglich Sexualität: Sollten Sie merken, dass die Ihnen anvertraute Person sich Ihnen körperlich nähert oder Sie verbal auf sexuelle Weise belästigt, weisen Sie die Annäherungen freundlich, aber bestimmt zurück. Sollte es dennoch erneut vorkommen, sprechen Sie mit den Angehörigen darüber.**

  Здесь мы поговорим о сексуальности. Если вы замечаете, что пациент старается сексуально сблизиться с Вами, постарайтесь его остановить, если же это продолжается, поговорите с членами семьи.

■■ **Dialog – Диалог**

▬ Wir nehmen einen Waschlappen / Toilettenpapier.

Мы возьмем туалетную бумагу/мочалку.

▬ Hier ist Ihre Windel. Ich helfe Ihnen beim Anlegen.

Вот Ваша пеленка. Я помогу Вам ее подложить.

▬ Bitte stehen Sie auf.

Встаньте, пожалуйста.

▬ Ich werde Sie jetzt ausziehen.

Я должна Вас раздеть.

▬ Bitte legen Sie sich hin.

Лягте, пожалуйста.

▬ Zuerst brauchen wir warmes Wasser.

Для начала нам нужна горячая вода.

▬ Jetzt können wir Ihr Gesicht waschen.

Теперь мы можем вымыть Ваше лицо.

▬ Ist das Wasser warm genug?

Вода достаточно теплая?

▬ Ist das Wasser zu kalt?

Вода слишком холодна?

▬ Ist das Wasser nicht zu kalt?

Вода не слишком холодна?

▬ Ist das Wasser zu heiß?

Вода слишком горяча?

▬ Das können wir gleich regeln.

Сейчас мы отрегулируем.

▬ Jetzt ist es gut, oder?

Теперь хорошо, правда?

=== Möchten Sie duschen oder baden?

Вы хотите принять душ, или ванну?

=== Ich möchte gerne duschen.

Я хочу принять душ.

=== Ich möchte gerne baden.

Я хочу принять ванну.

=== So, jetzt gehen wir unter die Dusche/in die Badewanne.

Ну вот, теперь мы под душем/в ванне.

=== Bitte setzen Sie sich auf den Duschhocker/auf den Badehocker.

Сядьте, пожалуйста на табуретку.

=== Ich werde Sie nass machen und dann einseifen.

Я намочу Вас, а потом намылю.

=== Ist das so angenehm?

Так Вам приятно?

=== Ich wasche Ihnen den Rücken und die Füße.

Я помою Вам спину и ноги.

=== So, jetzt sind wir fertig. Ich gebe Ihnen das Handtuch und helfe Ihnen beim Abtrocknen.

Все, мы готовы. Я дам Вам полотенце и помогу обсушиться.

=== Wie fühlen Sie sich?

Как Вы себя чувствуете?

=== Können Sie aufstehen?

Вы можете встать?

=== Bitte stehen Sie langsam auf.

Пожалуйста, медленно встаньте.

=== Möchten Sie sich am Waschbecken waschen?

Вы хотите вымыться в раковине?

=== Ich werde Ihnen den Rücken eincremen.

Я смажу кремом Вашу спину.

=== Ich werde Sie jetzt rasieren.

Теперь я Вас побрею. (Abb. 8.3)

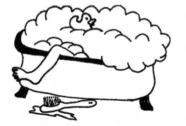

 Abb. 8.3 Baden – *Рис. 8.3 Ванна*

Уход за отдельными частями тела

8.2.3 Pflege einzelner Körperteile – Уход за отдельными частями тела

■ **Das Auge/die Augen** – *глаз/глаза*

die Augenbrauen	*брови*
die Augentropfen	*глазные капли*
die Brille	*очки*
ein Fremdkörper im Auge	*инородное тело в глазу*

die Sonnenbrille	солнечные очки
die Tränen	слёзы
die Wimpern	ресницы. (◘ Abb. 8.4)

◘ **Abb. 8.4** Das Auge – *Рис. 8.4 Глаз*

■■ **Dialog – Диалог**

▬ Ich sehe nicht gut.

Я плохо вижу.

▬ Soll ich Ihnen eine Brille geben?

Дать Вам очки?

▬ Nein, danke./Ja, bitte.

Нет, спасибо/да, спасибо.

▬ Ich sehe viele schwarze Punkte/einen großen schwarzen Fleck in der Mitte.

Я вижу много черных точек/большое черное пятно в середине глаза.

▬ Wir erzählen das dem Hausarzt und bitten um eine Überweisung zum Augenarzt.

Мы расскажем об этом домашнему врачу и попросим направление к глазнику.

▬ Es kann ein grüner Star/grauer Star sein/ich weiß nicht, was das sein kann.

Это может быть зеленым лучем/серым лучем/я не знаю, что это может быть.

▬ Ich möchte lesen, bitte geben Sie mir meine Brille.

Я хочу почитать, дайте мне, пожалуйста, очки

▬ Hier ist sie. Ich putze noch die Gläser.

Вот они, я только стекла почищу.

▬ Ich kann sie nicht finden.

Я не могу их найти.

▬ Ich suche jetzt die Reservebrille.

Я поищу запасные.

▬ Ich habe ein Brennen/Jucken im Auge.

У меня горит/чешется глаз.

▬ Lassen Sie mich sehen. Sie haben ein Staubkorn im Auge. Ich werde es entfernen.

Дайте мне посмотреть. У Вас соринка в глазу. Я удалю его.

▬ Ich werde Ihnen die Augentropfen eintropfen. Legen Sie den Kopf zurück. Bewegen Sie sich nicht. Lassen Sie die Augen offen.

Я закапаю Вам капли. Откиньте голову назад. Не двигайтесь.

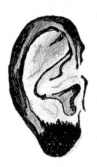

Abb. 8.5 Ohr – *Рис. 8.5 Ухо*

- **Das Ohr/die Ohren** *–Ухо/Уши*
- ▪▪   **Dialog – Диалог**

Ich habe ständig Ohrenschmerzen/Ohrensausen.
У меня постоянно болят уши/шум в ушах.
Das erzählen wir dem Hausarzt. Vielleicht müssen wir zum HNO-Arzt gehen.
Мы расскажем об этом домашнему врачу. Может, мы должны пойти к ларингологу. (▪ Abb. 8.5)

- **Das Hörgerät** – *Слуховой аппарат*
- ▪▪   **Dialog – Диалог**

Bitte legen Sie Ihr Hörgerät an.
Пожалуйта, поставьте Ваш слуховой аппарат.
Ich höre trotzdem nichts.
Все равно я не слышу.
Wahrscheinlich ist die Batterie leer.
Возможно, батарея села.
Ich tausche sie aus.
Я поменяю её.
Können Sie jetzt hören?
А теперь Вы слышите?/можете слышать?
Ich werde Ihre Ohren mit Wattestäbchen putzen.
Я почищу ваши уши ватными палочками.
Bitte legen Sie Ihren Kopf zur Seite. So ist es gut.
Откиньте Вашу голову в сторону.
Ich entferne Ohrenschmalz. Geschafft.
Я удалю ушное сало. Готово.

- **Das Haar/die Haare** – **Волос/Волосы.**
- ▪▪   **Dialog – Диалог**

Meine Haare brauchen eine Frisur.
Мне нужен парикмахер.
Gut, gehen wir morgen zum Frisör.
Хорошо, завтра мы пойдем к парикмахеру.
Was möchten Sie machen lassen?
Что Вы хотите сделать?
Ich möchte die Haare waschen/schneiden/fönen/frisieren/färben lassen.
Я хочу помыть волосы подстригать/причесать/покрасить.
Ich möchte Locken/einen Pony/einen Pferdeschwanz/eine Dauerwelle.
Я хочу завить/сделать косу/химическую завивку.
Ich möchte meine Haare waschen.
Я хочу помыть волосы.

— Ich helfe Ihnen. Wir werden die Haare vor dem Baden waschen.

Я помогу Вам. Мы помоем волосы перед купанием.

— Jetzt helfe ich Ihnen Ihre Haare kämmen.

Я помогу Вам причесаться.

— Ich brauche einen Kamm/eine Bürste.

Мне нужна расческа/щетка.

— Ich verliere so viele Haare.

Я теряю много волос.

— Das sind nicht viele. Es ist normal.

Это не много, нормально.

■ Der Mund – *Рот*

Zähne putzen	чистить зубы
Prothese reinigen	чистить протезы
Prothese einsetzen/herausnehmen	поставить протезы/вынуть
Mund ausspülen	прополоскать рот
Mundwasser benutzen	использовать воду для полоскания (☐ Abb. 8.6)

☐ **Abb. 8.6** Mund – *Рис. 8.6 Рот*

■■ Dialog – *Диалог*

— Jetzt bereiten wir alles vor fürs Zähneputzen.

Теперь мы готовимся чистить зубы.

— Hier ist Ihre Zahnbürste mit der Zahnpasta.

Вот зубная щетка и паста.

— Hier ist Ihr Gebiss. Es ist bereits gereinigt.

Вот Ваша челюсть. Она уже почищена

— Wir setzen es gemeinsam ein.

Мы вместе поставим ее.

— Ich habe Zahnschmerzen.

У меня болит зуб.

— Oh, do.as tut mir leid.

О, как жаль.

— Möchten Sie eine Schmerztablette?

Хотите таблетку от боли?

— Ich werde gleich einen Termin beim Zahnarzt ausmachen.

Я хочу получить термин у дантиста.

— Jetzt lege ich Ihre Zahnprothese in ein Glas zum Reinigen.

Я положу ваш протез в стакан для очистки.

— Die Reinigungstablette und Wasser. Schon ist es erledigt.

Таблетка для очистки и вода. Уже готовы.

— Heute Nacht brauchen Sie keine Prothese und bis morgen ist sie wieder ganz sauber.

Ночью Вам не нужны протезы, а к утру они будут снова чистые.

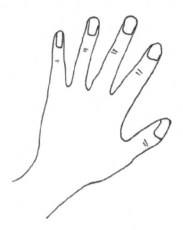

Abb. 8.7 Hand – *Рис. 8.7 Рука*

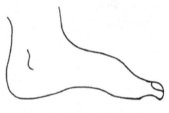

Abb. 8.8 Fuß – *Рис. 8.8 Cmoпa/ Ступня*

8

■ **Die Hand/der Fuß** – *Рука/Нога*

eincremen	*смазать кремом*
Nägel schneiden	*порезать ногти*
Nägel feilen	*ногти подпилить*
die Nagelbürste	*щеточка для ногтей*
die Nagelfeile	*пилка для ногтей*
der Nagellack	*лак для ногтей*
der Nagellackentferner	*средство для удаления лака*
die Nagelschere	*ножницы для ногтей*
die Nagelzange	*щипчики для ногтей*
die Maniküre/die Handpflege	*маникюр/уход за руками*
die Pediküre/die Fußpflege	*педикюр/уход за стопами* (■ Abb. 8.7, ■ Abb. 8.8)

Für die Fußpflege wird meist eine von der Krankenkasse bezahlte Fußpflegerin ins Haus kommen. Inspizieren Sie regelmäßig die Füße des Betreuten. Die Haut älterer Menschen regeneriert sich deutlich langsamer als in jungen Jahren, Risse und Verletzungen heilen langsamer und bei Diabetikern kann eine Fußverletzung zu ernsthaften Komplikationen und schlimmstenfalls zu einer Amputation führen.

Для ухода за стопами обычно приходит надом оплаченная Медицинской кассой педикюрша. Контролируйте постоянно стопы пациента.Кожа пожилых людей восстанавливается намного медленнее, чем у молодых. Трещины и повреждения лечатся медленнее, а у диабетиков какое-то повреждение ноги может привести к осложнениям и даже ампутации.

■■ **Dialog** – **Диалог**

▬ Ich werde Ihre Nägel schneiden.

Я порежу Ваши ногти.

▬ Ihre Zähennägel sind sehr hart. Sie brauchen ein Fußbad.

Ваши ногти на ногах очень жесткие. Вам нужна ванна для ног.

▬ Hier ist die Schüssel mit warmem Wasser. Bitte heben Sie Ihre Füße und stellen Sie sie in die Schüssel. Ich helfe Ihnen dabei.

Вот таз с горячей водой.Пожалуйста, поднимите ноги и положите их в таз. Я помогу Вам.

▬ Sie haben eine Wunde an der Ferse. Das müssen wir dem Arzt zeigen.

У Вас рана на пятке. Это нужно показать врачу.

▬ Ihre Füße sind sehr trocken. Ich creme sie ein.

Ваши стопы очень сухие. Я смажу их кремом.

8.3   Anziehen – Одевание

Одевание

Auch wenn Ihr Betreuter bettlägerig ist, soll er tagsüber umgezogen werden. Sie können ihm einen Hausanzug, einen Trainingsanzug oder eine leichte Hose und einen Pullover anziehen. Wichtig ist, dass der Tag in einer anderen Kleidung als die Nacht verbracht wird.

Даже если Ваш пациент лежачий, его нужно ежеднево одевать. Вы можете одеть его в домашний костюм, в тренировочный костюм, или в легкие брюки и пуловер. Главное, что день он проводит не в той-же одежде, что ночь. (◘ Abb. 8.9)

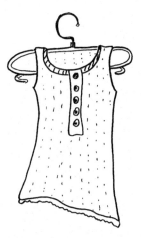

■■ Dialog – Диалог

■ Als Erstes ziehen wir uns an.
  Для начала мы оденемся.

■ Hier ist Ihre Kleidung für heute. Es ist warm/kalt draußen.
  Вот Ваша одежда на сегодня. На улице холодно/тепло.

◘ **Abb. 8.9** Anziehen – *Рис. 8.9 Одевание*

■ Sind Sie damit einverstanden oder möchten Sie was anderes anziehen?
  Вы согласны, или Вы хотите одеть что-то другое?

  ■ Es ist mir zu warm/zu kalt.
    В этом будет слишком жарко/холодно.

■ Ich zeige Ihnen das Kleidungsstück, das ich Ihnen gerne anziehen möchte.
  Я покажу Вам одежду, в которую хотела бы одеть Вас.

■ Sie haben heute Besuch. Ihre Kinder/Enkelkinder kommen.
  Сегодня Вас навестят Ваши дети/Ваши внуки.

■ Ich werde Sie schön machen.
  Я хочу Вас нарядить.

■ Möchten Sie sich allein anziehen?
  Вы хотите сами одеться?

■ Brauchen Sie Hilfe beim Anziehen?
  Нужна Вам помощь для одевания?

  ■ Wie sehe ich aus?
    Как я выгляжу?

■ In diesem Hemd sehen Sie sehr gut/sehr elegant aus.
  В этой сорочке Вы выглядите очень хорошо/очень элегантно.

■ Sie sehen heute schön aus.
  Сегодня Вы выглядите красиво.

■ Diese Farbe steht Ihnen gut.
  Этот цвет Вам подходит.

Одежда и украшения

8.3.1 Kleidung und Schmuck – Одежда и украшения

- **Typische Kleidung für die Frau** – *Типичная одежда женщины*

die Bluse	*блузка*
die Jacke	*жакет*
das Kleid	*платье*
der Rock	*юбка*
die Strickjacke	*вязаный свитер*

- **Typische Kleidung für den Mann** – *Типичная мужская одежда*

der Anzug	*костюм*
das Hemd	*сорочка*
die Hose	*брюки*
die Weste	*жилет*
der Pullover	*пуловер/свитер*

- **Unterwäsche** – *Нижнее белье*

der Büstenhalter	*бюстгалтер*
das Unterhemd	*нижняя сорочка*
die Unterhose	*трусы*
die lange Unterhose	*кальсоны*
die Socken/Strümpfe	*носки/чулки*
die Strumpfhose	*колготки*
der Unterrock	*нижняя юбка*

- **Kleidung für Draußen** – *Выходная одежда*

der Anorak/die Jacke	*куртка*
die Handschuhe	*перчатки*
der Hut	*шляпа*
der Mantel	*плащ*
die Mütze	*шапка*
der Schal	*шаль*

- **Fußbekleidung – *Обувь***

die Gummistiefel	*калоши*
die Halbschuhe	*ботинки*
die Hausschuhe/Pantoffeln	*тапочки*
die orthopädischen Schuhe	*ортопедическая обувь*
die Pumps	*лодочки*
die Sandalen	*сандалии*
die Stiefel	*сапоги*
die Turnschuhe	*спортивные тапочки*

- **Accessoires – *Аксессуары***

der Gürtel	*ремень*
das Halstuch	*косынка*
die Handtasche	*редикюль*
die Hosenträger	*подтяжки*
die Krawatte	*галстук*
das Taschentuch	*носовой платок* (◘ Abb. 8.10)

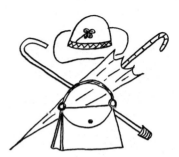

◘ **Abb. 8.10** Accessoires – *Рис. 8.10 Аксессуары*

- **Nachtgarderobe – *Ночная одежда***

der Bademantel	*купальный халат*
das Nachthemd	*ночная сорочка*
der Schlafanzug	*пижама*
die Schlafsocken	*ночные носки*
der Schlafrock	*домашний халат*

- **Schmuck – *Бижутерия***

die Brosche	*брошка*
der Ehering	*обручальное кольцо*
die Kette	*цепочка*
die Korallen	*кораллы*
die Ohrringe	*серьги*
die Perlen	*бусы*
der Ring	*кольцо*
die Uhr	*часы* (◘ Abb. 8.11)

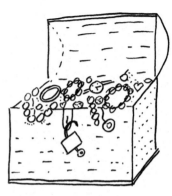

◘ **Abb. 8.11** Schmuck – *Рис. 8.11 Бижутерия*

Ремонт и чиска одежды

8.3.2   Reparaturen und Kleidungspflege – Ремонт и чиска одежды

■■   **Dialog – Диалог**

▬ Der Reißverschluss klemmt. Sie müssen was anderes anziehen.
Молния застревает. Вы должны одеть что-то другое.

▬ Der Knopf ist abgerissen. Ich nähe ihn gleich an.
Пуговица оторвалась. Я сейчас пришью Вам ее.

▬ Ihr Schnürsenkel ist offen. Ich binde ihn zu.
Шнурок на обуви развязался. Сейчас я завяжу.

▬ Der Schnürsenkel ist gerissen. Ich fädle einen neuen ein.
Шнурок на обуви порвался. Я продену новый.

▬ Es ist warm. Ich knöpfe die Jacke auf.
Жарко. Я расстегну куртку.

▬ Ihr Taschentuch ist in der Hosentasche.
Ваш носовой платок в брючном кармане.

▬ Das Hosenbein/der Ärmel hat sich verdreht.
Штанина/рукав замялись.

▬ Das Hemd hat einen Fleck. Ich werde es waschen.
На сорочке пятно. Я его застираю.

▬ Der Absatz ist abgelaufen. Ich bringe die Schuhe zum Schuhmacher.
Каблуки стерлись. Я отнесу туфли к сапожнику.

▬ Ich werde die Unterwäsche in der Schublade ordnen.
Я разложу белье в ящике.

▬ Heute möchte ich die Wäsche waschen.
Сегодня я хочу постирать Ваше белье.

▬ Ich hänge die nasse Wäsche draußen auf.
Я повешу мокрое белье снаружи.

▬ Ich benutze den Trockner.
Я использую сушилку.

■   **Kurzwaren – *Галантерея***

der Absatz	каблук
der Faden	нитка
der Fingerhut	наперсток
die Hosentasche	карман
der Klettverschluss	молния
der Knopf	пуговица
die Nadel	игла
die Nähutensilien	принадлежности для шитья
der Reißverschluss	молния

| die Schuhsohle | *подметка* |
| der Schnürsenkel | *шнурок для ботинок* |

8.4 Essen und Lebensmittel – Еда и продукты питания

Еда и продукты питания

- **Die Mahlzeiten –** *Трапезы*

das Frühstück	*завтрак*
das zweite Frühstück	*полдник*
das Mittagessen	*обед*
die Suppe	*суп*
das Hauptgericht	*главное блюдо*
der Nachtisch	*десерт*
die Vesper	*вечерняя еда*
das Abendessen	*ужин*
Vollkost/Schonkost/Diät	*диетическая еда*

Die Mahlzeiten sind für den Betreuten sehr wichtig. Es ist nicht nur die Nahrungsaufnahme, sondern auch eine Abwechslung im Tagesablauf. Daher sollen die Mahlzeiten immer zur gleichen Zeit stattfinden und für den Betreuten angenehm sein. Sie können den Tisch schön decken und die Speisen appetitlich anrichten. Wenn nicht ausdrücklich anders gewünscht oder aufgrund einer Behinderung nicht möglich, essen Sie mit dem Betreuten gemeinsam am Tisch. Oder Sie können sich zumindest dazusetzen und ihm Gesellschaft leisten. Das ist vielen lieber, als alleine zu essen.

Трапезы очень важны для пациента. Это не только прием пищи, но и разнообразие в распорядке дня. Поэтому трапезы всегда должны происходить в то же время и быть приятными для пациента. Вы можете красиво накрыть стол и придать еде аппетитный вид. Если не было определено иначе, или из-за состояния пациента, вы можете кушать вместе с пациентом, или хотя бы присесть к нему за компанию. Это ему приятнее, чем есть одному. (◘ Abb. 8.12)

Erfragen Sie, was die Lieblingsspeisen des Betreuten sind, und passen Sie diese dem gesundheitlichen und körperlichen Zustand (z. B. Zahnprothesen) des Betreuten an. Beachten Sie, dass möglicherweise eine bestimmte Diät eingehalten werden muss, bestimmte Speisen nicht vertragen werden oder der Betreute auf bestimmte Lebensmittel allergisch reagiert.

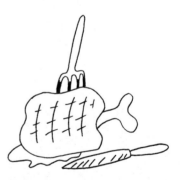

◘ **Abb. 8.12** Essen und Lebensmittel –
Рис. 8.12 Еда и продукты питания

Узнайе, какие любимые блюда пациента и соответствуют ли они его здоровью и физическому (например: зубные протезы)- состоянию. Имейте в виду, что, вероятно, должна соблюдаться одна единственная диэта, а некоторые компоненты не переносятся им, или у пациента на них аллергия.

Wenn Sie kochen können und die Situation es erlaubt, dann kochen Sie. Versuchen Sie, frische Lebensmittel zu bevorzugen. Vielleicht werden Kochrezepte zu einem beliebten Gesprächsthema zwischen Ihnen beiden. Möglicherweise hat der Betreute Spaß und Interesse daran, russische Gerichte kennenzulernen.

Вы можете, если умеете и если позволяет ситуация, готовить пищу сами. Предпочитайте использовать свежие продукты. Может быть, рецепты приготовления пищи станут любимой темой для разговора между Вами. Может быть, пациенту будет приятно и интересно познакомиться с некоторыми русскими рецептами.

Wenn Sie nicht kochen können oder die Pflege so intensiv ist, dass Sie keine Zeit dazu haben, besprechen Sie die Alternativen mit den verantwortlichen Personen. In vielen Städten und Gemeinden besteht auch die Möglichkeit, „Essen auf Rädern" zu bestellen.

Если же Вы не умеете готовить, или интенсивность ухаживания за пациентом не позволяет этого, обсудите альтернативу с ответственными персонами, может быть, в Вашем населенном пункте есть возможность «приготовления пищи на заказ».

- **Geschmacksrichtungen/Geschmacksempfindungen –** *Вкусы/вкусовые ощущения*

bitter	горько
fad	безвкусно
salzig	солено
sauer	кисло
scharf	остро
süß	сладко
umami (fleischiger Geschmack)	мясной вкус
das Essen, das Gericht, essen	еда/блюдо/пища
der Durst, durstig	жажда/испытывание жажды
Hunger, hungrig	голод/чувство голода

- **Geschmacksempfindung im Alter –** *Вкусовые ощущения на старости лет*

Im Alter treten oft Geschmacksstörungen auf. Es gibt dafür viele Gründe, dazu gehören physiologische Veränderungen im Alter,

z. B. die Abnahme von Zahl und Dichte der Geschmacksknospen, Medikamenteneinnahme oder reaktive Veränderungen aufgrund der Mundhygiene (Prothese, wenig trinken). Diese Veränderungen treten individuell auf und können sich von Person zu Person unterscheiden. Manche ältere Menschen mögen mehr Süßes, andere dagegen gar nichts Süßes mehr. Erfragen Sie oder beobachten Sie, welche Geschmacksrichtung Ihr Betreuter bevorzugt und bieten Sie ihm Lebensmittel an, die dieser Richtung entsprechen. Versuchen Sie trotzdem, die Nahrung vielseitig und appetitlich zuzubereiten.

Würzen Sie vorsichtig und achten Sie darauf, dass der Betreute sein Essen nicht zu stark nachsalzt.

На старости лет у людей часто встречаются нарушения чувства вкуса. Для этого имеются множество причин, например физиологические изменения- уменьшение плотности вкусовых рецепторов, или изменения из-за изменения гигиены полости рта (протез, мало пьет). Эти изменения встречаются индивидуально и могут отличаться от лица к лицу. Некоторые пожилые люди больше любят сладкое, другие напротив, сладкого больше не переносят. Спросите или понаблюдийте, какой вкус предпочитает Ваш пациент и предложите ему продукты, которые соответствуют этому направлению. Но все же пытайтесь готовить разнообразную и аппетитную пищу.

Приправляйте еду специями осторожно и обращайте внимание на то, чтобы пациент не слишком досаливал еду.)

■■ Dialog – Диалог

▬ Wie schmeckt Ihnen das Essen?
Нравится Вам еда?

▬ Nicht gut. Es ist fad.
Нет. Она бесвкусна.

▬ Möchten Sie Salz oder Pfeffer?
Хотите соль или перец?

▬ Ja, bitte salzen Sie nach.
Да, пожалуйста досолите.

▬ Nein, kein Salz, aber ein wenig Pfeffer.
Нет, не надо соли, но немного перца.

▬ Möchten Sie selbst salzen?
Хотите Вы сами посолить?

▬ Ja, jetzt ist das Essen zu salzig.
Да, теперь пища очень соленная.

▬ Ich gebe Ihnen was anderes. Nächstes Mal salzen wir weniger.
Я дам Вам что-нибудь другое, а в следующий раз мы будем солить меньше.

Завтрак

8.4.1 Frühstück – Завтрак

■■ **Dialog – Диалог**

━ Möchten Sie im Bett essen?

Хотите завтрак в постель?

━ Ja.

Да

━ Dann stelle ich Ihnen das Kopfteil höher und helfe Ihnen beim Essen.

Тогда я подниму Ваш подголовник и помогу с едой.

━ Ich werde Sie gleich füttern.

Я покормлю Вас.

━ Ich weiß nicht.

Я не знаю.

━ Dann stehen Sie bitte auf. Es ist besser am Tisch als im Bett zu essen. Ich helfe Ihnen dabei.

Тогда встаньте, пожалуйста. Лучше кушать за столом, чем в кровати. Я помогу Вам.

━ Nein, ich möchte aufstehen.

Нет, я хочу встать.

━ Schön. Schauen Sie, wie ich heute den Tisch gedeckt habe.

Хорошо. Посмотрите, как я сегодня накрыла стол.

━ Hier ist Ihre Serviette.

Вот Ваша салфетка.

━ Was möchten Sie heute essen?

Что Вы хотите есть сегодня?

━ Haben Sie heute spezielle Wünsche?

Есть у Вас сегодня особые желания?

━ Ich möchte …

Я хочу …

■ **Der Brei – *Каша***

der Grießbrei	манная каша
die Haferflocken	овсяные хлопья
der Maisbrei	кукурузная каша
der Milchbrei	молочная каша
der Milchreis	рисовая молочная каша
die Milchsuppe	молочный суп
der Reisbrei	рисовая каша

■ **Die Metzgereiwaren** – *Продукты мясной лавки*

die Leberwurst	*ливерная колбаса*
die Mettwurst	*салями*
der Schinken	*ветчина*
die Wiener Würstchen/Wiener	*венские сосиски*
die Wurst	*колбаса*

■ **Die Eigerichte** – *Яичные блюда*

das hartgekochte Ei	*крутое яйцо*
das weichgekochte Ei	*яйцо всмятку*
das Omelett	*омлет*
das Rührei	*яишница- болтунья*
das Spiegelei	*глазунья (■ Abb. 8.13)*

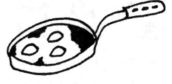

■ **Abb. 8.13** Eier – *Рис. 8.13 Яйца*

■ **Der Brotaufstrich, süßer Aufstrich** – *Продукты, наносимые на хлеб*

die Butter	*масло*
der Honig	*мёд*
die Margarine	*маргарин*
die Marmelade	*мармелад, джем*

■ **Das Gebäck** – *Булочки*

das Baguette	*багет*
die Brezel	*крендель*
das Brot	*хлеб*
das Brötchen	*булка*
das Schwarzbrot	*ржаной хлеб*
der Toast	*тост*
das Weißbrot	*пшеничный хлеб (■ Abb. 8.14)*

■ **Abb. 8.14** Kuchen – *Рис. 8.14 Пирог*

■ **Die Milchprodukte** – *Молочные продукты*

die Buttermilch	*пахта*
der Frischkäse	*свежий сыр*
der Joghurt	*йогурт*
der Käse	*сыр*
die Kaffeemilch	*кофейное молоко*

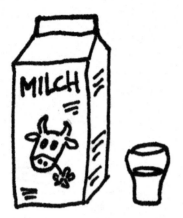

die Milch	молоко (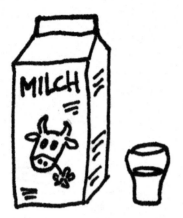 Abb. 8.15)
der Quark	творог
die Sahne	сметана

☐ Abb. 8.15 Milch – *Рис. 8.15 Молоко*

■ ■   **Dialog – Диалог**

▬ Jetzt werde ich das Brot schneiden. Ich bereite Ihnen kleine Häppchen zu, so lässt es sich besser essen.
Я сейчас нарежу хлеб. Я приготовлю Вам маленькие кусочки, так Вам будет удобнее есть.

▬ Ich schneide Ihnen alles in kleine Stücke.
Я нарежу все на маленькие кусочки.

▬ Ich schneide die Brotrinde ab.
Я обрежу корки.

▬ Ihre Serviette/Ihren Latz binde ich Ihnen um.
Я повяжу Вам салфетку.

▬ Möchten Sie Milch und Zucker in den Kaffee/Zitrone in den Tee?
Хотите сахар и молоко в кофе? Лимон в чай?

▬ Möchten Sie noch eine Tasse Kaffee/ein Glas Tee?
Хотите еще чашку кофе? Чашку чая?

▬ Was möchten Sie heute zum Brot haben?
Что Вы хотите к хлебу?

▬ Möchten Sie ein Ei?
Хотите яйцо?

▬ Wie möchten Sie Ihr Ei haben?
Какое яйцо Вы хотите?

  ▬ Ich möchte gerne ein Rührei/ein Spiegelei.
  Я хочу яишницу — болтунью/глазунью.

▬ Ich habe frischen Schinken und Käse.
У меня есть свежая ветчина и сыр.

▬ Ich wünsche Ihnen einen guten Appetit.
Приятного аппетита.

▬ Heute gehen wir zum Arzt und Sie sollen nüchtern bleiben. Wenn wir zurückkommen, können Sie frühstücken.
Сегодня мы идем к врачу, и Вы должны оставаться голодными. По возвращении мы можем позавтракать.

Обед

8.4.2   **Mittagessen – Обед**

■   **Suppe – *Супы***

In Osteuropa ist es üblich, vor dem Hauptgericht eine Suppe zu essen. In Deutschland wird meist nur ein Hauptgericht gegessen.

Ausnahmen sind Tagesstätten, Krankenhäuser, Pflegeheime usw. Im privaten Bereich wird eine Suppe meist als Eintopfgericht serviert (z. B. Kartoffelsuppe, Linsensuppe).

В восточноевропейских странах принято перед главным блюдом подавать супы. За исключением ресторанов, больниц и домов престарелых в Германии подается только одно главное блюдо. В частных домах супы подаются в горшочках, как карофельный суп, чечевичный суп. (◘ Abb. 8.16)

◘ **Abb. 8.16** Suppe – *Рис. 8.16 Супы*

Falls Sie für den Betreuten kochen, bleiben Sie bei Ihren Gewohnheiten. Eine Suppe ist immer gut. Sie bereitet den Körper auf die Nahrungsaufnahme vor und regt die Verdauungssäfte an. Allerdings ist in Deutschland die Vielfalt der Suppen nicht so bekannt und es kann passieren, dass Sie bei Sauerkrautsuppe, Gurkensuppe, Kohlrabisuppe usw. auf Überraschung oder sogar Widerstand stoßen. Seien Sie nicht verunsichert oder beleidigt, sondern lassen Sie den Betreuten zuerst einmal kosten.

Если Вы готовите для пациента, оставайтесь при Ваших привычках. Суп всегда хорош. Он подготавливает организм к приему пищи и стимулирует соки пищеварения. Может случится, что приготовленный Вами суп будет непривычен для пациента. Для начала дайте ему немного на пробу.

Erfragen Sie, ob der Betreute gerne Fleisch isst. Es wird empfohlen, nicht öfter als 2- bis 3-mal pro Woche Fleisch zu essen. Wurst, Schinken und Fleischprodukte sollten selten gegessen werden, dafür aber mehrere Portionen von Gemüse, Obst und Salat. Inzwischen ernähren sich immer mehr Menschen vegetarisch.

Спросите, охотно ли ест Ваш пациент мясо. Мясо рекомендуется есть не чаще 2 - 3 раз в неделю. Колбаса, ветчина и мясные продукты должны подаваться не часто. Но, вместо них- много овощей, фруктов и салата. Между тем все больше людей питаются вегетариански.

Beachten Sie bitte, welche Obstsorten Sie dem Betreuten geben. Saure Obstsorten verursachen oft Sodbrennen oder Verdauungsbeschwerden. Wenn der Betreute Verdauungsprobleme hat, empfiehlt sich gekochtes Gemüse. Rohkost sollte nicht abends gegeben werden bzw. nicht später als vier Stunden vor dem Schlafengehen, sonst kommt es zu Gärungsprozessen im Verdauungstrakt, die den Schlaf stören.

Обратите внимание, пожалуйста, какие фрукты Вы даете пациенту. Кислые фруктовые сорта часто вызывают изжогу или расстройства пищеварения. Если пациент имеет проблему с пищеварением, предложите ему сваренные овощи. Сырую пищу не следует давать вечером или не позже чем за 4

ч. до сна, иначе начнутся процессы брожения в пищеваритель-
ном тракте, которые помешают сну.

■ ■   **Dialog – Диалог**

Ich werde jetzt kochen. Sie können sich zu mir in die Küche
setzen und mir Gesellschaft leisten/und wir reden ein bisschen.
Сейчас я буду готовить. Вы можете прийти ко мне на
кухню,и составить мне компанию./мы поговорим немного.

Heute habe ich eine … Suppe gekocht. Mögen Sie …? Möchten Sie probieren?
Сегодня я сварила….суп. Понравился Вам? Хотите по-
пробовать?

■   **In Deutschland bekannte Suppen –** *Супы, известные*
   в Германии

die Tomatensuppe	*томатный суп*
die Bouillon	*бульон*
die Rinderbrühe	*говяжий бульон*
die Leberknödelsuppe	*суп с печеночными фрикадельками*
die Spargelsuppe	*суп из спаржи*
der Eintopf	*густой суп*
der Bohneneintopf	*бобовый суп*
die Nudelsuppe	*суп с макаронами*
der Linseneintopf	*густой чечевичный суп*
die Gulaschsuppe	*суп гуляш*
die Erbsensuppe	*гороховый суп*
der Gemüseeintopf (verschiedenes Gemüse)	*густой овощной суп*
die Hühnersuppe	*куриный суп*
die Kartoffelsuppe	*картофельный суп*
die Grießklößchensuppe	*суп с клецками из манной крупы*
die Zwiebelsuppe	*луковый суп*

Hier sind Ihr tiefer Teller und ein großer Löffel. Die Suppe ist
nicht zu heiß.
Вот Ваша глубокая тарелка и большая ложка. Суп не
очень горяч.

Ich werde Sie füttern. Ein Löffel nach dem anderen.
Я буду Вас кормить. Одну ложку за другой.

Schmeckt es Ihnen?
Нравится Вам?

Möchten Sie Brot zur Suppe?

Хотите хлеб к супу?

— Bitte essen Sie langsamer, sonst verschlucken Sie sich.

Пожалуйста ешьте медленнее, чтобы не захлебнуться.

— Ich werde Sie füttern, damit Sie sich nicht verschlucken.

Я покормлю Вас, чтобы Вы не захлебнулись.

— Sie haben plötzlich Schluckauf. Warten wir mit dem Weiteressen, bis er vergeht.

У Вас началась икота. Подождем со следующим блюдом, пока она пройдет.

- **Hauptgericht – *Главное блюдо***

Vorschläge für einfache Gerichte

Гарниры к главным блюдам

- **Fleischgerichte – *мясные блюда***

die Bratkartoffeln mit Speck	*жареный картофель со шпиком*
die Bratwürste mit Kraut	*сосиски с зеленью*
die Fleischküchle/Bouletten/Frikadellen	*котлеты/фрикадели*
das Gulasch	*гуляш*
das Hähnchen	*курица (◼ Abb. 8.17)*
das Hühnerfrikassee mit Reis	*жаркое из курицы с рисом*
das Kalbfleisch mit Reis	*телятина с рисом*
die Kohlrouladen	*голубцы*
das Lammfleisch	*баранина*
die Rouladen	*рулеты*
das Schnitzel/das Kotelett	*шницель/отбивная котлета*
der Schweinebraten	*жаркое из свинины*

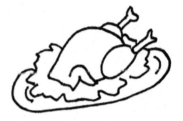

◼ **Abb. 8.17** Hähnchen – *Рис. 8.17 Курица*

- **Vegetarische Gerichte – *вегетарианские продукты***

der Fisch mit Kartoffelsalat	*рыба с картофельным салатом*
das Gemüse	*овощи*
die Käsespätzle	*лапша с сыром*
die Kartoffelpuffer mit Apfelmus	*картофельные буферы с яблочным муссом*
die Kartoffeln mit Quark	*картофель с творогом*
der Kloß mit Soße	*клосс с соусом*
die Nudeln mit Soße	*макароны с соусом*
der Salat	*салат*

| die Spaghetti | *шпагетти* |
| Spinat und Ei | *шпинат с яйцом* |

- **Süßspeisen** – *сладкая закуска*

das Apfelmus	*яблочный мусс*
der Grießbrei mit Kompott	*манная каша с компотом*
der Kaiserschmarren	*императорская запеканка*
der Pfannkuchen	*блинчики*
die Haferflocken	*овсяные хлопья*

Lassen Sie sich durch die Einkaufslisten im nächsten Kapitel zu weiteren Gerichten inspirieren. Dort finden Sie auch die Bezeichnungen für einzelne Lebensmittel.

В следующей главе Вы найдете список продуктов, которые нужно купить для следующих блюд.

8.4.3 Abendessen – Ужин

Ужин

Planen Sie das Abendessen spätestens vier Stunden vorm Schlafengehen ein. Am besten eignet sich ein Brot mit Beilage und dazu ein Pudding oder eine Süßspeise.

Планируйте ужин не позже четырех часов перед сном. Лучше всего подойдет хлеб с каким-либо гарниром, и к ним-пуддинг и какая-нибудь сладкая каша.

> **Und wichtig: Trinken.**
> *И важно: жидкость.*

Achten Sie darauf, dass der Betreute ausreichend trinkt. Ältere Menschen haben weniger Durst und dadurch besteht, vor allem im Sommer, die Gefahr einer Dehydration (Austrocknung).

Следите, чтобы пациент много пил. Старые люди меньше ощущают жажду и летом из-за этого, может произойти обезвоживание организма.

In der Wahl der Getränke existiert ein deutlicher Unterschied zu. In Russland wird oft und auch zu Mahlzeiten schwarzer Tee getrunken. In Deutschland werden mehr Kräuter- und Früchtetees getrunken, weniger als Begleitgetränk zum Essen, sondern eher als Gesundheits- und Wohlfühlgetränk. Der schwarze Tee ist jedoch oft eine Alternative zum Kaffee. Kaffee wird viel und auch zu für Sie ungewohnten Zeiten getrunken. Sie werden öfter hören: „Ich trinke jetzt keinen schwarzen Tee mehr, sonst kann ich nicht einschlafen" als „Ich trinke jetzt keinen Kaffee mehr, sonst kann ich nicht einschlafen".

В выборе напитков существует отчетливое различие. В восточноевропейских странах за завтраком часто пьют черный чай. В Германии же пьют большое количество чаев из лекарственных трав и сухофруктов. Это, не столько сопутствующий напиток для еды, как, скорее, оздоровительный и приятный напиток. Черный чай же- это часто альтернатива кофе, который здесь пьется часто, и даже в необычные для нас часы. Вы будете чаще слышать: „Теперь я больше не пью черный чай, иначе не смогу заснуть", чем: "Я больше не пью кофе, иначе не смогу заснуть".

Zum Abendessen wird meist Wasser, Limo, Saft oder Bier getrunken.

К ужину подходит вода, лимонад, сок или пиво.

In vielen Orten ist das Trinken von Leitungswasser erlaubt und möglich. Erfragen Sie bei der Familie des Betreuten, ob das in Ihrem Haus der Fall ist.

Во многих местностях разрешено пить водопроводную воду. Спросите у семьи пациенти, можно ли это в Вашем доме.

Dialog – Диалог
▬ Möchten Sie was trinken?

Хотите пить?

  ▬ Nein, ich habe keinen Durst.

  Нет, у меня нет жажды.

▬ Schade, ich habe Ihnen einen guten Tee/Früchtetee/Kräutertee/Kaffee/Saft/Wasser gebracht.

Жаль. Я принесла Вам чай/фруктовый чай/травяной чай/кофе/сок/воду.

  ▬ Dann trinke ich einen Schluck.

  Тогда я выпью глоток.

▬ Schön, trinken ist wichtig für die Gesundheit und für das Gehirn.

Правильно, питье важно для здоровья и мозга.

▬ Schauen Sie, auch ich trinke einen Tee mit Ihnen. Auf unsere Gesundheit!

Смотрите, я тоже пью чай с Вами. За наше здоровье!

(◘ Abb. 8.18)

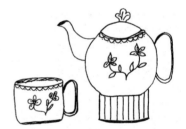

◘ **Abb. 8.18** Abendessen – *Рис. 8.18* Ужин

8.5 Einkaufen – Покупки

Покупки

Falls das Einkaufen der Lebensmittel zu Ihren Aufgaben gehört, planen Sie sorgfältig und führen Sie ein Einkaufsheft, in dem Sie

Ihre Ausgaben dokumentieren. Ein Einkaufszettel hilft, Ihre Einkäufe schnell zu erledigen und nur das zu kaufen, was Sie brauchen. In Supermärkten gibt es meist auch Hausmarken, die besonders gekennzeichnet sind. Diese sind von guter Qualität und deutlich günstiger als die Markenware. In den Regalen herrscht auch eine bestimmte Ordnung – die teuersten Artikel befinden sich auf Augenhöhe (in der Mitte), zu den günstigsten muss man sich bücken. Kaufen Sie Gemüse und Obst der Saison. Es ist günstig und frisch. Erdbeeren im Winter sind teuer und der Transport trägt erheblich zur Umweltbelastung bei.

Wenn der Zustand des Betreuten es erlaubt, nehmen Sie ihn mit zum Einkaufen – es ist eine willkommene Abwechslung, die gleichzeitig als Gehirntraining genutzt werden kann.

Если поход за покупками продуктов входит в Ваши обязанности, планируйте все тщательно и ведите тетрадь покупок, в которую заносите все покупки. Список помогает выполнять Ваши покупки быстро и покупать только то, в чем Вы нуждаетесь. В супермаркетах в большинстве случаев имеются также ценники с инвентарным номером, на которых все обозначено. Они высокого качества и значительно более доступны по цене, чем фирменный товар. На полках господствует определенный порядок – самые дорогие товары находятся на уровне глаз (в середине), к самым выгодным по цене нужно наклоняться. Покупайте овощи и фрукты сезона. Они всегда выгодны и свежи. Ягоды зимой дороги и транспорт способствует значительно загрязнению окружающей среды.

Если состояние пациента позволяет это, берите его с собой за покупками – это желанное разнообразие, которое одновременно может использоваться как тренировка мозга.

(◘ Abb. 8.19)

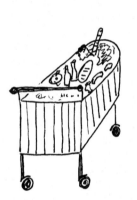

◘ **Abb. 8.19** Einkaufen – *Рис. 8.19 Покупки*

■ **Vor dem Einkauf – Перед покупкой**

■ ■ **Dialog – Диалог**

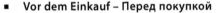 Ich muss einkaufen gehen. Möchten Sie mitkommen?
Я должна идти за покупками. Хотите со мной?

— Ja, gerne.
Да, с удовольствием.

— Schön, dann machen wir einen gemeinsamen Ausflug daraus.
Прекрасно, тогда мы сделаем совместный поход.

— Ich möchte nicht mitgehen.
Я не хочу идти вместе.

— Ich möchte zu Hause bleiben.
Я хочу остаться дома.

▬ Gut, dann lasse ich Sie kurz alleine.

Хорошо, тогда я оставлю Вас ненадолго.

▬ Ist gut, in der Zeit kann ich ruhen.

Хорошо, в это время я могу отдохнуть.

▬ Ich habe hier eine Einkaufsliste erstellt.

Я приготовила список покупок.

▬ Wir brauchen …

Нам нужно….

▬ Fällt Ihnen noch etwas ein?

Что- нибудь отсутствует?

▬ Nein, ich glaube, das ist alles.

Нет, я думаю, здесь всё.

▬ Wo ist die Einkaufstasche/ein Chip für den Einkaufswagen?

Где сумка и чип для тележки?

▬ Ich nehme gleich die leeren Flaschen zur Abgabe mit.

Я возьму сразу пустые бутылки, чтобы сдать.

▬ Ich habe einen Einkaufszettel und brauche jetzt Geld.

У меня есть список покупок, и теперь мне нужны деньги.

▬ Wie viel brauchen Sie?

Сколько Вам нужно?

▬ 50 € werden reichen.

50 € будет достаточно.

▬ Hier ist das Geld.

Вот деньги.

■ **Beim Einkaufen –** *В процессе покупок/В магазине*

Manche Artikel haben Sie bereits in dem Abschnitt zum Thema Mahl-zeiten gesehen (Abschn. Essen und Lebensmittel). Diese Liste kann Ihnen dabei helfen, Einkäufe zu planen. Selbstverständlich gibt es viele weitere Produkte – fragen Sie den Betreuten nach seinen Vorlieben.

Вы уже встретили многие продукты питания в части Питание (разделе Еда и продукты питания). Этот список может помогать Вам при планировании покупок. Само собой разумеется, имеются много других продуктов – Вы можете расспросить пациента о его вкусах.

■ **Vom Bäcker/aus der Backwarenabteilung –** *Пекарня/ Хлебобулочные изделия*

das Brötchen	булка
das Brot	хлеб
die Kekse	кекс
der Kuchen	печенье

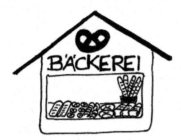

der Toast	тост
die Torte	торты
der Zwieback	сухари (■ Abb. 8.20)

■ ■ **Dialog – Диалог**

▬ Ich möchte zwei Brötchen und das Roggenbrot.

Я хотела бы две булочки и ржаной хлеб.

▬ Wir haben heute Krapfen/Plundergebäck/Quarktaschen im Angebot.

Мы предлагаем еще сегодня пышки, пирожные и пирожки с творогом.

▬ Dann nehme ich noch zwei Krapfen. Danke.

Тога я возьму еще две пышки. Спасибо.

■ **Vom Metzger/aus der Fleischwarenabteilung –** *У мясника/мясные продукты*

der Braten	жаркое
das Hähnchenfleisch	куриное мясо
der Hähnchenschenkel	куриные бедрышки
das Kotelett	котлеты
die Lende	филе
die Mettwurst	салями
das Putenfleisch	индейка
das Putenschnitzel	индеечный шницель
das Rindfleisch	говядина
die Roulade	рулет
das Schnitzel	шницель
das Schweinefleisch	свинина
der Speck	шпик
der gekochte Schinken	вареная ветчина
der rohe Schinken	сырая ветчина
das Suppenfleisch	суповое мясо
die Wurst/der Wurstaufschnitt	колбасное ассорти (■ Abb. 8.21)

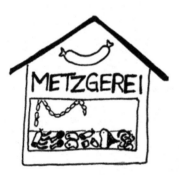

■ ■ **Dialog – Диалог**

▬ Ich möchte 200 Gramm gekochten Schinken.

Я хочу 200 грамм вареной ветчины.

▬ Wie dick möchten Sie die Scheiben?

Какой толщины шайбы Вы хотите?

Nicht zu dick/dünn/sehr fein/dicke Scheiben.

Не очень толстые/тонкие/очень тонкие/толстые шайбы.

Reicht das?

Так хорошо?

Es ist ein bisschen mehr geworden. Kann das so bleiben?

Получилось немного больше. Оставить так?

● **Fische** – *Рыба*

der Lachs	*лосось*
der Hecht	*щука*
der Karpfen	*карп*
die Forelle	*форель*
der Hering	*сельдь* (● Abb. 8.22)

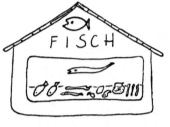

● **Abb. 8.22** Fische – *Рис. 8.22 Рыба*

● **Milchwaren/Eier** – *Молочные продукты/Яйца*

die Butter	*масло*
die Buttermilch	*пахта*
der Camembert	*сыр камамбер*
das Ei	*яйцо*
der körnige Frischkäse	*зернистый свежий сыр*
der Joghurt	*йогурт*
der Käse	*сыр*
die Margarine	*маргарин*
die Milch	*молоко*
der Kefir	*кефир*
der Quark	*творог*
die Sahne	*сливки*

■■ **Dialog** – *Диалог*

Wo steht die laktosefreie Milch?

Где находится молоко без лактозы?

Hier, im dritten Regal, unten.

Здесь, на третьей полке, внизу.

Und wo finde ich die Margarine?

А где я найду маргарин?

Gegenüber, neben der Butter.

Напротив, рядом с маслом.

8

■ **Obst** – *Фрукты - ягоды*

der Apfel/Äpfel	яблоки
die Ananas	ананас
die Banane	бананы
die Birne	груши
die Erdbeere	клубника
die Heidelbeere	черника
die Himbeere	малина
die Kirsche	вишня
die Kiwi	киви
die Mandarine	мандарины
die Orange	апельсины
der Pfirsich	персики
die Pflaume	сливы
die Wassermelone	арбуз
die Weintrauben	виноград
die Zitrone	лимоны
die Zwetschge	домашняя слива

■ **Gemüse** – *Овощи*

das Blaukraut	красная капуста
der Blumenkohl	цветная капуста
die Bohne	бобы
der Brokkoli	брокколи
die Champignons	шампиньоны
der Dill	укроп
die Erbsen	горох
die Gurke	огурец
die Kartoffel	картофель
der Kohl	капуста
der Lauch	зеленый лук
die Möhren	морковь
die Paprika	перец
die Petersilie	петрушка
das Radieschen	редис
der Rosenkohl	брюссельская капуста

der Rotkohl	краснокачанная капуста
der Salat	салат
der Schnittlauch	зеленый лук
der Sellerie	сельдерей
das Suppengrün	суповая зелень
die Tomate(n)	томаты
der Weißkohl	белокочанная капуста
die Zwiebel	лук (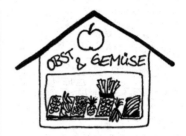 Abb. 8.23)

◻ **Abb. 8.23** Gemüsestand – *Рис. 8.23
Овощной отдел*

■ Mehlprodukte/Reis – *Мучные продукты/рис*

der Grieß	манная крупа
das Kartoffelmehl	крахмал
das Mehl	мука
die Nudel(n)	макароны
der Reis	рис
die Spaghetti	спагетти

■ Zutaten/Gewürze – *Добавки/Приправы*

der Essig	уксус
der Ketchup	кетчуп
der Majoran	майоран
die Mayonnaise	майонез
der Meerrettich	хрен
das Olivenöl	оливковое масло
der Pfeffer	перец
das Salz	соль
der Senf	горчица
der Thymian	тмин

■ Süßigkeiten – *Сладости*

das Bonbon	**конфеты**
das Eis	**мороженое**
der Fruchtgummi	**тянучки**
der Lebkuchen	**пряник**
die Marmelade	мармелад
die Praline	пралины
der Riegel	фиксатор

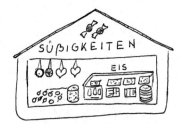

◘ Abb. 8.24 Süßigkeiten – *Рис. 8.24 Сладости*

das Bonbon	*конфеты*
das Eis	*мороженое*
der Fruchtgummi	*тянучки*
der Lebkuchen	*пряник*
die Schokolade	*шоколад*
die Waffeln	*вафли* (◘ Abb. 8.24)

■ Kosmetikartikel – *Косметические средства*

das Deo	*дезодорант*
die Feuchttücher	*влажные салфетки*
die Gesichtscreme	*крем для лица*
das Gesichtswasser	*крем- увлажнитель кожи лица*
die Haarbürste	*щетка для волос*
die Haarspülung	*ополаскиватель для волос*
die Handcreme	*крем для рук* (◘ Abb. 8.25)
der Kamm	*расческа*
das Küchenpapier	*кухонная бумага*
der Kulturbeutel	*несессер*
der Lippenstift	*помада*
die Nachtcreme	*ночной крем*
die Nagelfeile	*пилка для ногтей*
die Reinigungsmilch	*косметическое молочко*
der Rasierapparat	*безопасная бритва*
die Rasiercreme	*крем для бритья*
das Rasiermesser	*бритва*
das Rasierwasser	*туалетная вода*
das Schaumbad	*пена для ванны*
der Schwamm	*губка*
die Seife	*мыло*
das Shampoo	*шампунь*
der Spiegel	*зеркало*
die Tagescreme	*дневной крем*
die Taschentücher	*носовые платки*
das Toilettenpapier	*туалетная бумага*
die Wattepads	*ватные тампоны*
der Waschlappen	*мочалка*
die Zahnbürste	*зубная щетка*
die Zahnpasta	*зубная паста*

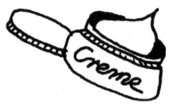

◘ Abb. 8.25 Creme – *Рис. 8.25 Кремы*

8

▪▪ Dialog – Диалог

━ Mein Betreuter liegt im Krankenhaus. Ich brauche einen Kulturbeutel.

Мой подопечный лежит в больнице. Мне нужен несессер.

━ Sie finden ihn hier.

Вы найдете его здесь.

━ Soll ich Ihnen helfen, alles zusammenzustellen?

Могу я Вам помочь все вместе собрать?

━ Danke, ich brauche nur eine Seife und die Zahnpasta.

Спасибо, мне нужно только мыло и зубная паста.

▪ Getränke – *Напитки*

der Apfelsaft	яблочный сок
das Bier	пиво
das Leitungswasser	водопроводная вода
die Limo(nade)	лимонад
der Orangensaft	апельсиновый сок
das Radler/Alster, eine Mischung aus Limo und Bier	радлер, смесь лимонада с пивом
die Saftschorle, eine Mischung aus Saft und Wasser	смесь сока с водой
der Wein	вино
das Wasser mit Kohlensäure	вода с газом
das stille Wasser	вода без газа

▪ Teesorten – *Сорта чая*

der Apfeltee	яблочный чай
der Hagebuttentee	чай из шиповника
der Kamillentee	настой ромашки
der Kräutertee	чай из лекарственных трав
der Pfefferminztee	мятный чай
der schwarze Tee	черный чай

Getränke kann man auch von einem Getränkelieferservice nach Hause liefern lassen. Es erspart das Tragen von schweren Kästen. Erkundigen Sie sich, ob das in Ihrer Gegend möglich ist.

Можно заказать доставку воды на дом. Это освободит от переноса тяжелых ящиков. Выясните, возможно ли это в Вашем районе.

- **An der Kasse – У кассы**
- ■ **Dialog – Диалог**

▬ Bitte stellen Sie Ihren Wagen so, dass ich hineinschauen kann.
Поставьте пожалуйста Вашу тележку так, чтобы я могла видеть.

   ▬ Gerne.
   Пожалуйста.

▬ Möchten Sie mit Karte oder bar bezahlen?
Хотите Вы заплатить с карточки или „бар"?

   ▬ Ich zahle mit der Karte.
   Я плачу картой.

▬ Bitte hier die Karte einschieben und die Geheimzahl eingeben.
Пожалуйста, вставьте карту сюда и наберите шифр.

   ▬ Ich zahle bar.
   Я плачу бар.

▬ Es sind … Euro.
С Вас … €.

▬ Haben Sie es klein?
Есть у Вас мелочь?

▬ Ihr Restgeld.
Ваша сдача.

▬ Brauchen Sie den Kassenzettel?
Нужен Вам чек?

   ▬ Ja, bitte.
   Пожалуйста.

- **Nach dem Einkauf – *После покупки***
- ■ **Dialog – Диалог**

▬ Hallo, ich bin wieder da.
Привет, я опять здесь.

   ▬ Sehr schön. Haben Sie alles bekommen?
   Очень хорошо. Вы все принесли?

▬ Ja, alles, was ich kaufen wollte.
Да, все, что я должна была купить.

   ▬ Dann packen Sie es aus und räumen Sie alles ein.
   Тогда распакуйте все и уберите.

▬ Das mache ich gleich.
Сейчас сделаю.

▬ Hier ist das Wechselgeld. 10 € Restgeld und hier sind die Quittungen.
Вот оставшиеся деньги. 10 € сдача и квитанции.

▬ Ich lege die Quittungen in das Haushaltsbuch.
Я положу квитанции в домовую книгу.

— Ja, tun Sie das. Danke.

Да, пожалуйста. Спасибо.

■ **Umgang mit Geld –** *Обращение с деньгами*

Wenn Sie einkaufen gehen, achten Sie darauf, dass die Abrechnungen korrekt und übersichtlich sind, egal ob Sie Geld bekommen haben oder den Betrag auslegen sollen.

An jeder Kasse bekommen Sie einen Einkaufsbeleg. Sortieren Sie die Belege nach Datum und bewahren Sie sie sorgfältig auf. So kann der gesetzliche Vertreter immer alles schnell kontrollieren.

Если Вы идете за покупками, обращайте внимание на то, чтобы расчеты были правильны и наглядны, безразлично, получаете Вы деньги или расплачиваетесь.

В каждой кассе Вы получаете чек. Сортируйте квитанции по дате и тщательно сохраняйте их. Таким образом опекун всегда сумеет все быстро проконтролировать.

8.6 Spazierengehen – Прогулка

Прогулка

Wichtig im Sommer – *Летом важно...*

— Viel trinken

Много пить.

— Kopfbedeckung tragen

Носить головной убор.

— Deo und Feuchttücher benutzen

Пользоваться дезодорантом и влажными салфетками.

— Sonnenschutz auftragen.

Надеть солнечную защиту.

— Leichte und luftdurchlässige Kleidung tragen

Надеть легкую и пропускающую воздух одежду.

Wichtig im Winter – *Зимой важно...*

— Mütze, Schal und Handschuhe tragen

носить шапку, шарф и перчатки.

— Gesicht und Hände regelmäßig mit Fettcreme eincremen

Регулярно смазывать лицо и руки жирным кремом.

— Schuhe und Jacken gegen Feuchtigkeit imprägnieren

Обувь и куртку пропитать водонепроницаемым средством. (◘ Abb. 8.26)

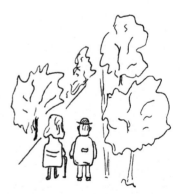

◘ **Abb. 8.26** Spazierengehen – *Рис. 8.26 Прогулка*

Sitzt der Betreute im Rollstuhl, achten Sie auf ausreichenden Kälteschutz (und das nicht nur im Winter). Kann er alleine gehen, schützen Sie ihn vor einem Sturz, indem Sie immer auf geeigneten Schuhen und evtl. einer Stützhilfe (Krücke, Stock, Rollator oder ganz einfach Ihr Arm) bestehen. Vergessen Sie vorm Verlassen der Wohnung nicht zu kontrollieren, ob alle Elektrogeräte ausgeschaltet sind und schließen Sie alle Fenster (im Haus auch in der ersten Etage).

Если пацент сидит в инвалидной коляске, обращайте внимание на достаточную защиту от холода (и не только зимой). Если же он ходячий, защищайте его от падений, следите, чтобы он всегда был в подходящих ботинках и опирался на костыль, палку, роллатор или просто на Вашу руку. Не забудьте перед покиданием квартиры, проконтролировать, выключены ли все электроприборы и закрыли ли Вы все окна (также на первом этаже).

▪▪   Dialog – Диалог

— Jetzt wollen wir spazieren gehen. Machen wir einen kleinen Spaziergang im Garten/in den Park/ein paar Straßen entlang/in der Gegend.
   Сейчас мы хотим прогуляться. Мы сделаем маленькую прогулку в саду/в парке/рядом.
— Möchten Sie jemanden besuchen? Ihre Freunde, Ihre Nachbarin, Ihre Familie?
   Хотите Вы кого-нибудь навестить? Друзей/соседку/Ваших родственников?
— Ja. Ich möchte zu meiner Tochter gehen.
   Да. Я хочу пойти к моей дочери.
— Ich rufe sie an, ob sie zu Hause ist und Zeit hat.
   Я позвоню, узнаю, дома ли она и есть ли у нее время.
— Ich habe Ihre Tochter gesprochen. Sie freut sich auf Ihren Besuch. Wir gehen/fahren heute/morgen hin.
   Я поговорила с Вашей дочерью. Она будет рада Вашему визиту. Мы пойдем/поедем сегодня/завтра к ней.
— Möchten Sie mit mir zum Briefkasten gehen? Mal sehen, ob jemand geschrieben hat.
   Хотите пойдем к почтовому ящику, посмотрим, может кто-то написал нам.
— Bitte stützen Sie sich auf Ihren Rollator.
   Пожалуйста, обопритесь на ваш ролатор.
— Ich setze Sie jetzt in den Rollstuhl. Bitte halten Sie sich an mir fest/stützen Sie sich auf mich.
   Я посажу Вас в коляску. Пожалуйста, держитесь крепко за меня/обопритесь об меня.

Ich möchte ein bisschen ausruhen.
Я хочу немного отдохнуть.

Gerne. Setzen wir uns auf die Bank.
Хорошо. Мы посидим на скамейке.

Ich bin müde und möchte heim.
Я устала и хочу домой.

Natürlich, wir kehren um/sind bald wieder zu Hause.
Конечно, мы возвращаемся/Мы сейчас будем дома.

Wir gehen langsamer/schneller.
Мы идем медленнее/быстрее.

8.7 Unterwegs – В пути

В пути

■ **Fortbewegungsmittel –** *Средства передвижения*

das Auto/der Wagen	автомобиль
Wir fahren mit dem Auto. Wir nehmen den Wagen.	мы поедем на машине/мы возьмем машину.
der Bus	автобус
Die Bushaltestelle ist am Ende der Straße.	остановка автобуса в конце улицы.
die Straßenbahn	трамвай
Die Straßenbahn ist ganz voll.	трамвай переполнен
die U-Bahn	метро
Die U-Bahn kommt gleich.	сейчас подойдет метро.
der Zug	поезд
Der Zug ist pünktlich.	поезд точен
das Fahrrad	велосипед
Ich fahre schnell mit dem Fahrrad.	я быстро еду на велосипеде.
zu Fuß gehen/laufen	идти пешком
Es ist nicht weit. Wir können zu Fuß gehen/dorthin laufen.	это не далеко. Мы пойдем пешком.

■ **Ämter/Institutionen/Geschäfte –** *Учреждения, управления, магазины*

Ich gehe …
Я иду…

in die Apotheke	в аптеку
zur Post	на почту
ins Krankenhaus	в больницу
zum Rathaus	в городскую управу

in die Kirche	*в церковь*
zur Polizei	*в полицию*
in die Schule	*в школу*
in die/zur Bank	*в банк*
zum Bahnhof	*на вокзал*
zum Supermarkt	*в универмаг*

■ ■   **Dialog – Диалог**

■ Entschuldigung, ich habe mich verlaufen.
Простите, я заблудился.

■ Wie komme ich zur Post?
Как мне пройти на почту.

■ Gehen Sie geradeaus und dann an der Kreuzung rechts.
Идите прямо, а после перекрестка- направо.

■ Ich kenne mich hier nicht aus. Wo ist die Sparkasse?
Я не разбираюсь в этой местности. Где сберкасса?

■ Gleich um die Ecke, auf der anderen Straßenseite.
Прямо на углу, на другом конце улицы.

■ Können Sie mir bitte helfen? Wie komme ich zum Bahnhof?
Не могли ли вы мне помочь? Как мне пройти к вокзалу?

■ Es ist in der Nähe. Gehen Sie die Straße entlang.
Это рядом. Идите вдоль улицы.

■ Die Ampel ist rot. Wir müssen warten.
Светофор красный. Мы должны подождать.

■ Der Fußgängerübergang ist um die Ecke.
Переход на углу.

■ Der Marktplatz liegt in der Fußgängerzone.
Центральная площадь- в пешеходной зоне.

■ Die Post befindet sich gleich hinter dem Bahnhof.
Почта находится сразу за вокзалом.

■ In welchem Stock ist die Praxis?
На каком этаже врач?

■ In der dritten Etage. Fahren Sie mit dem Fahrstuhl.
На третьем этаже. Поезжайте на лифте.

■ Gehen Sie die Treppe hinunter/hinauf.
Идите по лестнице вниз/вверх.

■ Gibt es hier eine Toilette?
Где здесь туалет?

■ Wo sind die öffentlichen Toiletten?
Где здесь публичный туалет?

■ Toiletten finden Sie neben dem Kundencenter.
Туалет найдете Вы рядом со спрвочным бюро.

8.8   Fernsehen und Radio hören – Слушание радио, просмотр телепрограмм

■ ■   Dialog – Диалог

▬ Ich langweile mich/mir ist langweilig.
Мне скучно.

▬ Ich möchte Musik hören.
Я хочу послушать музыку.

▬ Ich möchte fernsehen.
Я хочу смотреть телевизор.

▬ Ich möchte einen Film anschauen.
Хочу посмотреть фильм.

   ▬ Gerne, ich schalte das Radio/den Fernseher/den CD-Player ein.
   Хорошо, я включу радио/телевизор/CD проигрыватель.

   ▬ Hier ist die Fernbedienung. Sie können auch selbst schalten.
   Вот дистанционное управление. Вы можете сами включить.

   ▬ Wenn Sie was anderes hören/sehen wollen, dann drücken Sie auf diesen Knopf.
   Если Вы захотите слушать/смотреть что-то другое, нажмите кнопку.

▬ Das ist zu leise. Können Sie bitte lauter machen?
Очень тихо. Не могли ли Вы сделать громче?

▬ Das ist zu laut. Können Sie bitte leiser machen?
Очень громко. Не могли ли Вы сделать потише?

▬ Ich höre gar nichts.
Я совершенно не лышу.

▬ Ich sehe gar nichts.
Я ничего не вижу.

▬ Ich möchte was anderes sehen/hören.
Я хочу слушать/видеть что-нибудш другое.

   ▬ Was für Musik mögen Sie?
   Какая музыка нравится Вам?

   ▬ Möchten Sie Volksmusik oder klassische Musik hören?
   Хотите Вы слушать народную или классическую музыку?

   ▬ Welche Filme/Programme mögen Sie?
   Какие фильмы/программы Вам нравятся?

■   Ich mag … – *Мне нравится…*

die Fernsehsendungen	телевизионные передачи
das Ballett, der Tanz	балет, танцы
die Talkshow	дискуссии

die Fernsehsendungen	*телевизионные передачи*
das Drama	*драмы*
der Horrorfilm	*ужас*
der Kinderfilm	*детские фильмы*
die Kochsendung	*о приготовлении пищи*
die Komödie	*комедии*
der Krimi	*криминал*
die Live-Sendung	*живые передачи*
die Musiksendung	*музыкальные передачи*
die Nachrichten	*новости*
die Natursendung	*передачи о природе*
die Reportage	*репортажи*
die Science-Fiction	*научно- приключенческие*
die Serie	*сериалы*
die Sportsendung	*спортивные передачи*
der Thriller	*приключения*
die Tiersendung	*программы о животных*
der Zeichentrickfilm	*мультипликации* (◘ Abb. 8.27)

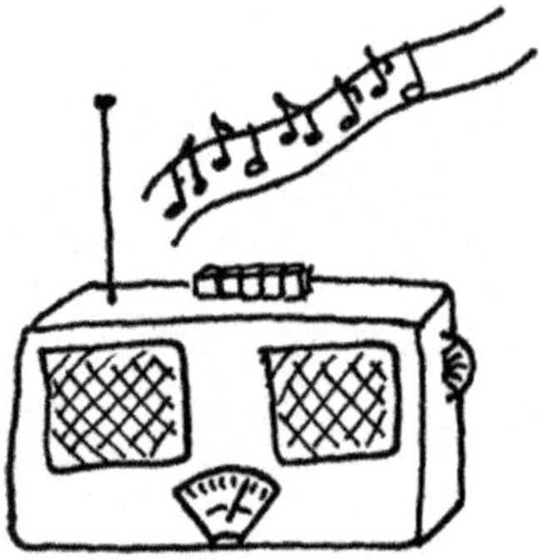

◘ **Abb. 8.27** Radio – *Рис. 8.27 Радио*

Телефонирование

8.9 Telefonieren – Телефонирование

■■ **Dialog – Диалог**

▬ Hat heute jemand angerufen?
Кто-либо звонил сегодня?

▬ Bisher nicht.
До сих пор, никто.

▬ Ich möchte meine Tochter/meinen Sohn anrufen.
Я хочу позвонить сыну/дочери.

▬ Gerne, hier ist das Telefon. Ich wähle für Sie die Nummer.
Хорошо. Вот телефон. Я наберу Вам.

▬ Guten Tag, hier ist Asia, die Pflegerin Ihres Vaters. Ihr Vater möchte Sie sprechen. Ich gebe das Telefon weiter. Auf Wiederhören.
Добрый день. Это ... санитарка Вашего отца. Он хочет поговорить с Вами. Я передаю трубку. До свидания.

▬ Die Nummer ist besetzt. Wir versuchen es später.
Номер занят. Мы попробуем позже.

Es hebt niemand ab, aber bestimmt ruft Ihre Tochter/Ihr Sohn zurück.

Никто не берет, но Ваш сын/Ваша дочь наверняка позвонит назад.

Ich finde die Telefonnummer nicht. Ich suche das Verzeichnis.

Я не нахожу номера. Я поищу телефонную книгу.

Wissen Sie die Nummer? Kennen Sie die Nummer auswendig?

Вы знаете номмер? Помните Вы номер наизусть?

Es ist …

Это … (■ Abb. 8.28)

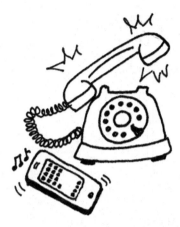

■ **Abb. 8.28** Telefon – *Рис. 8.28 Телефон*

8.10 Sonstige Beschäftigung – Другие занятия

Другие занятия

Abhängig vom körperlichen und geistigen Zustand des Betreuten ist es empfehlenswert und gesundheitsfördernd, einige zusätzliche Tätigkeiten in den Tagesablauf aufzunehmen.

В зависимости от физического и умственного состояния пациента в оздоровительных целях рекомендуется дополнительные занятия в течении дня.

- **Geeignete Tätigkeiten für die geistige Gesundheit –**
  Подходящая деятельность для умственной тренировки
- Malen, Zeichnen, Mandalas.
  Живопись, рисование.
- Wortspiele: Jeder muss ein neues Wort sagen, das mit dem letzten Buchstaben des vorherigen anfängt.
  Игра слов: Каждый должен говорить новое слово, которое начинается с последней буквы предыдущего.
- Kreuzworträtsel lösen, Ratespiele, Sudoku.
  Решение кроссвордов, викторины, судоки.

- **Geeignete Tätigkeiten für die körperliche Gesundheit –**
  Подходящая деятельность для физического здоровья
- Blumen pflegen/Blumen gießen.
  Забота о цветах/поливание цветов.
- Gymnastik.
  Гимнастика.
- Leichte Aufgaben im Haushalt: Geschirr abtrocknen, Staubwedel benutzen.
  Легкие занятия по дому: Сушить посуду/стирать пыль.

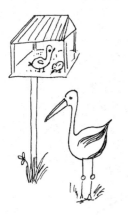

■ **Abb. 8.29** *Vögel füttern – Рис. 8.29*
Кормление птиц

━ Tiere/Vögel füttern.
  Ухаживание за животными/кормление птиц. (■ Abb. 8.29)
━ Wäsche sortieren.
  Сортировка белья.
━ Softball zuwerfen und fangen.
  Бросание и ловля мяча.
━ Klatschen zur Musik.
  Хлопание в такт музыке.
━ Im Park Eichhörnchen beobachten.
  Наблюдение за белками в парке.

Hier möchte ich ein wichtiges Thema ansprechen. Oft höre ich von Pflegerinnen, die eine demente Person betreuen, dass sie sich langweilen. Sie können sich mit dem Betreuten nicht unterhalten, und während er schläft oder vor sich hin döst, wissen sie nichts mit sich anzufangen.

Denken Sie daran, dass die Kenntnis der Sprache ein Mittel ist, um mehr Geld zu verdienen. Die Verbesserung der Verständigung kann zu einer Einstufung in eine höhere Gruppe führen und bringt mehr Gehalt. Deshalb kann ich nur empfehlen, die „leeren" Zeiten mit Sprachtraining aufzufüllen.

Здесь я хотела бы обратиться к важной теме. Часто я слышу от санитарок, которые заботятся о пациентах, что они скучают. Они не могут беседовать с пациентом, а в то время когда он спит или дремлет, не знают, чем заняться.

Помните, что знание языка - это возможность зарабатывать большие деньги. Улучшение контракта может привести к переходу в группу более высокой категории и к большей зарплате. Поэтому я могу очень рекомендовать- заполнять" свободное" время языковой тренировкой.

Notfallsituationen und Tipps für die Pflegerinnen und die Familien der Betreuten – Указания для санитарок и семей пациентов для действия в критических ситуациях

© Springer-Verlag GmbH Deutschland 2017
N. Konopinski-Klein, *Russisch – Deutsch für die Pflege zu Hause*, https://doi.org/10.1007/978-3-662-54153-1_9

Общая информация

9.1   Allgemeines – Общая информация

❯❯ **Bitte vereinbaren Sie mit der Familie des Betreuten eine Stelle, an der sich die wichtigsten Dokumente und Gegenstände schnell zugriffsbereit befinden. Hierzu gehören: Ausweis, Versicherungskarte, Information über die Blutgruppe bzw. bekannte Allergien, wichtige Telefonnummern, Geld, Hausschlüssel. Am besten soll alles in einer abschließbaren Geldkassette liegen.**

Пожалуйста, договоритесь с семьей пациента о быстро доступном месте, где находятся самые важные документы и предметы. Это: Документы, карты страхования, информация о группе крови или известных аллергиях, важные номера телефонов, деньги, ключи от дома. Лучше всего если все это лежит в закрываемой шкатулке для денег.

Warnung! Diese Warnung betrifft sowohl Ihren Betreuten (abhängig vom Mobilitätszustand) als auch Sie. Alleinstehende ältere Personen sind oft Opfer von Trickbetrügern und Dieben oder Gewalttätern.

Ihre evtl. nicht perfekten Sprachkenntnisse können von Betrügern ausgenutzt werden. Daher sollten Sie sehr vorsichtig sein, wenn fremde Personen klingeln und nach bestimmten Sachen verlangen. Besucher sollen sich telefonisch ankündigen und sich ausweisen können. Sollte ein Besuch der Stadtwerke, des Kaminkehrers usw. anstehen, wird dies üblicherweise schriftlich angekündigt. Benachrichtigen Sie bei solchen Terminen die Angehörigen oder Nachbarn und bitten Sie um deren Anwesenheit während des Besuchs.

Предупреждение! Это предупреждение касается как Вашего пациента (в зависимости от состояния подвижности), так и Вас. Одинокие пожилые люди - частые жертвы мошенников, воров или насильников. Вашим, возможно, не превосходным знанием языка могут воспользоваться мошенники. Поэтому Вы должны были быть очень осторожны, если в дом стремятся проникнуть посторонние. Посетители должны заранее сообщить о себе по телефону и подтвердить свою личность удостоверением. О предстоящем посещении работника коммунальных услуг, трубочиста и т.д., сообщают, как правило, письменно. Уведомите о таких визитах членов семьи или соседей и попросите их присутствовать во время посещения.

❯❯ **Ansonsten gilt: Fremde Personen gehören nicht in die Wohnung!**

Во всех остальных случаях: Посторонним не место в доме!

Häufige Tricks von Betrügern oder Verbrechern:

- Bitte um Hilfe, Spende, ein Glas Wasser und Ähnliches,
- angebliche Familienzugehörigkeit zum Betreuten (Enkel, Neffe usw.),
- Übergabe von Post und Sendungen für die Nachbarn.

Частые трюки мошенников или преступников:

- *Просьба о помощи, пожертвованиях, стакане воды и т.д.*
- *Мнимая принадлежность к семье пациента (внук, племянник и т.д.),*
- *Просьба о передаче почты или посылок для соседей.*

9.1.1 Beispielsituationen – Примеры похожих ситуаций

Пример похожих ситуаций

- ▼ **Fall 1** – *Случай 1*

Es klingelt, jemand klopft an. Vor der Tür steht ein Mann, gut gekleidet, sauber und vertrauenswürdig. Sie öffnen nicht, sondern sprechen durch die geschlossene Tür, die Gegensprechanlage oder mit vorgelegter Kette.

Звонок/стук в дверь. За дверью стоит мужчина, чисто и хорошо одетый, внушающий доверие. Вы разговариваете с ним через переговорное устройство или через закрытую на цепочку дверь (❒ Abb. 9.1)

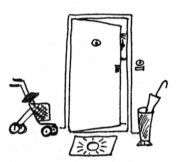

❒ **Abb. 9.1** Beispielsituationen an der Haustür – *Рис. 9.1 Примерные ситуации перед входной дверью*

- ▪▪ **Dialog D**
- Ja, bitte?

  Да, пожалуйста.

  - Ich bin der Stromzählerableser/komme von den Stadtwerken.

    Я из Горэнергии, контролер эelectroэнергии.
- Was möchten Sie?

  Что Вы хотите?

  - Den Stromstand ablesen.

    Снять показания электросчетчика.
- Ich kann Sie nicht hereinlassen.

  Я не могу Вас впустить.
- Ich weiß nichts davon, dass Sie kommen.

  Я не в курсе, что Вы должны прийти.

  - Aber ich muss den Strom ablesen.

    Но я должен снять данные.

- Bitte kommen Sie zu einem anderen Termin. Wann möchten Sie kommen?

  Пожалуйста приходите в другой раз. Когда Вы хотите прийти?

  - Ich kann nicht zu einem anderen Termin kommen. Ich habe es eilig.

    Я не могу прийти в другой раз. Я тороплюсь.

- Es tut mir leid, aber es geht jetzt nicht. Bitte nennen Sie mir einen anderen Termin.

  Мне очень жаль, но сейчас это невозможно. Пожалуйта, назовите мне другую дату.

  - Das wird Sie viel kosten, wenn ich nochmal kommen muss.

    Это будет дорого стоить, если я приду еще раз.

- Mag sein, aber ich werde Sie trotzdem nicht hereinlassen. Auf Wiedersehen.

  Может быть, но я все равно не впущу Вас. До свидания.

> **Info: Es entstehen keine Kosten, wenn die Stadtwerke nochmal kommen müssen. Wird eine solche Behauptung aufgestellt, handelt es sich vermutlich wirklich um einen Betrüger.**
>
> **Информация: Не возникнут никакие издержки, если работник коммунальных услуг должен прийти еще раз. Если он это утверждает, речь идет, вероятно, действительно о мошеннике.**

■ **Fall 2 – Случай 2**

Es klingelt, jemand klopft an: Vor der Tür steht ein junger Mann. Er sieht vertrauenswürdig aus. Sie öffnen nicht, sondern sprechen durch die geschlossene Tür, die Gegensprechanlage oder mit vorgelegter Kette.

Звонок/стук в дверь. За дверью стоит молодой мужчина. Он внушает доверие. Вы не открываете ему, разговариваете с ним через переговорное устройство или через закрытую на цепочку дверь.

■■ **Dialog – Диалог**

- Ja, bitte?

  Да пожалуйста?

  - Ich bin der Freund vom Enkel des Herrn Meier (der Betreute).

    Я товарищ внука господина Майера (пациент).

- Was möchten Sie?

  Что Вы хотите?

▬ Es ist sehr dringend. Der Enkel (Hans, Peter ...) hatte
einen Unfall und braucht dringend Geld. Er kann nicht
selbst kommen und hat mich geschickt.

*Это очень срочно. Внук г-на Майера попал в аварию,
ему срочно нужны деньги. Сам он не может прийти
и прислал меня.*

▬ Bitte rufen Sie die Telefonnummer an: (Sie nennen die Nummer des gesetzlichen Vertreters Ihres Betreuten)

*Пожалуйста, позвоните по телефону....(вы называете
номер телефона законного представителя пациента).*

❯ **Falls Sie die Telefonnummer erst nachschauen müssen, sagen
Sie „Einen Moment bitte" und schließen Sie die Tür, solange
Sie in der Wohnung sind.**

*Если Вы должны посмотреть номер, скажите: «одну ми-
нуту, пожалуйста» и закройте дверь, пока он еще не зашел.*

▬ Auf Wiedersehen.
До свидания.

■ **Fall 3 – Случай 3**

Es klingelt, jemand klopft an: Vor der Tür steht eine junge Frau mit
Kind auf dem Arm. Sie sieht ärmlich, aber sauber aus.

*Звонок/стук в дверь. Перед дверью стоит молодая жен-
щина с ребенком на руках. Она выглядит бедно, но чисто.*

■■ **Dialog – Диалог**

▬ Ja, bitte?
Да, пожалуйста?

▬ Es tut mir leid, dass ich Sie störe, aber mein Kind muss dringend auf die Toilette. Können wir die bei Ihnen benutzen?

*Извините за беспокойство, но моему ребенку срочно
нужно в туалет. Можем мы воспользоаться Вашим?*

▬ Nein, es tut mir leid, aber ich kann Sie nicht hereinlassen.
Bitte versuchen Sie es woanders.

*Нет, мне жаль, но я не могу Вас впустить. Попробуйте
где-нибудь еще.*

9.1.2 **Notfallsituationen – Критические ситуации**

Критические ситуации

Alle Kommunikationsbeispiele in diesem Buch können Sie gerne
bei Bedarf nachlesen. Eine Ausnahme sind die nachfolgenden

Sätze. Ich empfehle Ihnen dringend, sich mit diesem Kapitel auch ohne Bedarf mehrmals auseinanderzusetzen und die Formulierungen auswendig zu lernen. Die Kenntnis dieser Sätze kann über Leben und Tod entscheiden oder zumindest verhindern, dass große Schäden entstehen.

При необходимости Вы можете перечитывать все коммуникативные примеры в этой книге. Исключение - это следующие предложения. Я рекомендую Вам, изучить эту главу и выучить буквально наизусть все формулировки! Знание этих предложений может решать вопросы жизни и смерти или воспрепятствовать, по крайней мере, возникновению больших неприятностей. (◘ Abb. 9.2)

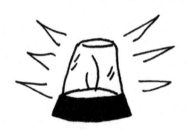

◘ **Abb. 9.2** Krankenwagen – *Рис. 9.2 Машина скорой медицинской помощи*

- **Feuer – Пожар**
- ■ **Dialog – Диалог**

Hallo. Hier ist … Die Adresse lautet …
Алло. Это…. Адрес……

Bitte kommen Sie sofort. Es brennt.
Пожалуйста приезжайте срочно. Горит…

- **Unfall – Авария**

Im Rahmen Ihrer Tätigkeit kann es passieren, dass Sie den Betreuten alleine zuhause lassen müssen. Sie müssen z. B. einkaufen, selbst zum Arzt gehen oder Arbeit im Garten tätigen. Sollten solche Situationen öfter vorkommen, besprechen Sie mit der verantwortlichen Person, ob der Betreute für diese Zeit einen Notrufknopf bekommen könnte. Hilfsorganisationen wie z. B. Johanniter, Samariter, DRK oder Caritas bieten solche Notrufknöpfe in verschiedenen Ausführungen an. Der Sinn ist, dass der Betroffene in einer Notfallsituation sofort mit der Hilfszentrale verbunden wird und die Hilfe sofort kommt.

*В процессе вашей работы может возникнуть ситуация, когда Вашему пациенту придется остаться одному дома.Вы отлучаетесь, например за покупками, вам самой нужно к врачу, или Вы работаете в саду. Поговорите с родственниками пациента, чтобы на этот случай у него была кнопка срочного вызова. Службы помощи, например: **Johanniter, Samariter, DRK или Caritas,** предлагают такие кнопки для подачи сигнала тревоги. Если Ваш пациент окажется в опасной ситуации, он сможет связаться с центром и ему будет оказана помощь.*

- ■ **Dialog – Диалог**

Hallo. Hier ist … Die Adresse lautet …
Алло, это … Адрес…

━ Es ist ein Unfall passiert. Bitte kommen Sie sofort.
Произошел несчастный случай. Приезжайте скорее.
   ━ Was ist passiert?
   Что случилось?
━ Herr ... ist gefallen und hat sich verletzt.
Господин ... упал и пострадал.
   ━ Legen Sie ihm ein Kissen unter den Kopf. Wir kommen gleich.
   Положите подушку ему под голову. Мы сейчас же приедем.
━ Herr ... ist bewusstlos.
Г-н ...без сознания.
   ━ Drehen Sie ihn auf die Seite. Wir kommen sofort.
   Поверните его набок. Мы сейчас же приедем.

■ **Sie haben sich ausgesperrt – *Вы заперлись и не можете открыть дверь.***
Sie rufen die Familienangehörigen/den rechtlichen Vertreter an.
Вы звоните членам семьи/официальному представителю.

■■ **Dialog – Диалог**
━ Hier ist ... Es tut mir leid, Sie zu stören, aber ich habe mich aus der Wohnung ausgesperrt.
Это... простите за беспокойство, я заперлась в квартире и не могу открыть дверь.
━ Können Sie kommen und die Tür für mich öffnen?
Не могли бы Вы прийти и открыть дверь?

❯ Schlüsseldienste sind teuer und Familienangehörige haben nicht immer sofort Zeit. Hinterlassen Sie mit Erlaubnis des gesetzlichen Vertreters einen Reserveschlüssel bei den Nachbarn.
Служба по открыванию дверей очень дорога, а у родственников пациента не всегда есть время.Оставьте, с позволения законного представителя, один ключ от квартиры у соседей.

■ **Unsichere Situation/Angst – *Неуверенная ситуация/страх***
Ist in der Wohnung etwas verändert, z. B. ein Fenster offen, das vorher geschlossen war, oder haben Sie ein verdächtiges Geräusch gehört, bringen Sie sich nicht unnötig in Gefahr.
В квартире что-то изменилось, например открыто, прежде закрытое окно, или Вы услышали подозрительный шум, не оставляйте себя в опасности.

> ❯ **Wenn Ihnen irgendetwas seltsam vorkommt, rufen Sie die örtliche Polizei oder den allgemeinen Notruf 112 und geben Sie Ihren Namen sowie die Adresse an.**
>
> *Если Вам что-то покажется странным, позвоните в полицию, или в объединенную службу помощи 112 и назовите Ваше имя и адрес.*

Niemand wird Ihnen einen Vorwurf machen, wenn die Polizei unnötigerweise kommt und nachschaut – vorausgesetzt, das passiert nicht ständig.

Никто не упрекнет Вас, если полиция приедет напрасно- это происходит не каждый день.

Важные номера телефонов

9.2   Wichtige Telefonnummern – Важные номера телефонов

Seien Sie erreichbar. Tragen Sie Ihr Handy bei sich. Sollten Sie kein Handy haben, bitten Sie die Familie Ihres Betreuten, Ihnen eines zu geben. Speichern Sie sofort alle Notrufnummern und sonstige wichtige Telefonnummern ein.

Будьте всегда в пределах связи. Имейте всегда с собой мобильный телефон. Если у Вас его нет, попросите родственников пациента предоставить его Вам. Введите в память все телефоны неотложных служб и другие важнейшие телефоны.

- **Wichtige Telefonnummern in Europa (einheitlich 112) –** *Важнейшие номера телефонов Европы (соответствующие 112) (*◘ **Abb. 9.3)**

◘ **Abb. 9.3** Notruf – *Рис. 9.3 Тревожный вызов*v

Polizei:	*Полиция*	112
Feuerwehr:	*Пожарная служба*	112
Notarzt:	*Скорая медицинская помощь*	112
Hausarzt:	*Домашний доктор*	...

Персоны, которых необходимо оповещать о проишествиях

9.3   Zu benachrichtigende Personen – Персоны, которых необходимо оповещать о проишествиях

Vereinbaren Sie mit den Angehörigen, welche Informationen für sie von Bedeutung sind. Es gibt Verwandte, die über jede Kleinigkeit, sei es Einkaufen oder Arztbesuch, informiert werden wollen.

Es gibt aber auch welche, die Ihnen freie Hand lassen und nur in Notsituationen zur Verfügung stehen. Klären Sie von Anfang an, was unter einer Notsituation verstanden wird.

Решите с родственниками пациента, какую информацию они считают важной для себя. Есть родственники, для некоторых важна каждая мелочь, как покупки, или посещение врача. Но есть и такие, что дают Вам полную свободу, и только просят сообщать о чрезвычайных происшествиях. Выясните с самого начала, какую ситуацию считают они чрезвычайной.

9.4 Tipps für die Pflegerin – Советы санитаркам

Советы санитаркам

■ **Generelles Verhalten bei allen Notfällen –** *Главная*
Egal was passiert, versuchen Sie ruhig und gelassen zu bleiben. Sie haben alle Telefonnummern der Kontaktpersonen und des Arztes. Sollten Sie nicht wissen, wie es weitergeht, wenden Sie sich an die verantwortlichen Personen.

Независимо, что бы ни произошло, постарайтесь сохранить самообладание. У Вас есть все телефоны родственников и врачей. Если вы не знаете, как нужно поступить, обратитесь к ответственным персонам.

Haben Sie Verständnis für die Situation und die Hilflosigkeit Ihres Betreuten. Er befindet sich in einer schwierigen Lage und reagiert darauf möglicherweise verärgert, ungeduldig, unfreundlich oder ungehalten. Beziehen Sie das nicht auf sich, nehmen Sie es nicht persönlich. Bleiben Sie weiterhin respektvoll und trotzdem bestimmend. Sie sind für das Wohl des Betreuten verantwortlich und müssen (wie im Umgang mit einem Kind) entscheiden, was für diese Person gut ist.

Вы оцениваете сложность ситуации и степень беспомощности Вашего подопечного. Пациент находится в трудном положени и нервно реагирует на ситуацию. Не принимайте это на себя лично. Останьтесь и дальше внимательными и держите ситуацию под контролем. Ведь Вы отвечаете за жизнь пациента и должны решать, что для него хорошо в данной ситуации.

Verbreiten Sie keine Unruhe und Hektik. In der Ruhe liegt die Kraft. Lächeln und Freundlichkeit beruhigen Ihren Betreuten, was auch für Sie von Vorteil ist, denn dadurch können Sie besser arbeiten. Ihre persönlichen Probleme sollten Sie für sich behalten und den Betreuten nicht damit belasten.

Не распространяйте ощущение беспокойства и спешки. В Вашем спокойствии лежит сила. Улыбка и приветливость успокаивают Вашего пациента, что выгодно и для Вас, так как вследствие этого Вам легче работать. Вы должны сохранять личные проблемы внутри себя и не нагружать ими пациента.

Achten Sie auf die Sicherheit in der Umgebung. Die Räume sollten stets gut beleuchtet sein, Teppiche und Möbel müssen so platziert sein, dass man nicht darüber stolpert oder sich anstößt. Alle gefährlichen Stoffe und Gegenstände wie Reiniger, Düngemittel, Pestizide, Medikamente, Streichhölzer, Feuerzeuge usw. sollten in abgeschlossenen Schränken aufbewahrt werden.

Обращайте внимание на безопасность окружающей среды. Помещения должны быть всегда хорошо освещены, ковры и мебель должны быть размещены так, чтобы не спотыкаться или толкаться об них. Все опасные материалы и предметы, как чистящие средства, минеральное удобрения, пестициды, медикаменты, спички, зажигалки и т.д должны находиться в закрытых шкафах.

Suchen Sie sich für Ihre freie Zeit Ausgleichstätigkeiten, die für Sie eine Entspannung bedeuten: Sport, Musik hören, mit Verwandten telefonieren, spazieren gehen, lesen.

В свободное время ищите для себя занятия, способствующие снятию напряжения: спорт, прослушивание музыки, беседы по телефону с родственниками, прогулки, чтение.

- **Umgang mit Geschenken** – *Обращение с подарками*

Demente Personen zeigen oft auch sehr positive Gefühlsausbrüche. Der Betreute ist an Sie gewöhnt und vor Freude über Ihre Anwesenheit kann es passieren, dass Sie von ihm unerwartet ein Geschenk bekommen. Das kann eine Kleinigkeit sein, wie ein Buch oder ein Dekorationsartikel. Es kann aber auch etwas Wertvolles sein: Schmuck, Geld, Bilder oder Einrichtungsgegenstände. Nachdem Sie sich bedankt haben, kontaktieren Sie auf jeden Fall die verantwortliche Person und fragen Sie, ob ihr das recht ist und sie damit einverstanden ist. Damit vermeiden Sie den Verdacht eines Diebstahls. Der Betreute kann nach kurzer Zeit die Schenkung vergessen haben oder sich der Tragweite der Schenkung nicht bewusst sein.

Слабоумные люди часто показывают положительные излияния чувств. Пациент приучен к Вам и от радости по поводу Вашего присутствия может случиться, что Вы неожиданно получите от него подарок. Это может быть какая-нибудь мелочь, как книга или декоративные предметы. Однако, это может быть и кое-чем ценным: украшение, деньги, картины или предметы обстановки. Поблагодарите пациента, после чего, контактируете обязательно с ответственными лицами и спросите, согласны ли они с этим. Этим Вы также обезопасите себя от подозрения в краже. Ведь пациент вскоре может забыть о дарении или не сознавать значение дарения.

▪▪ Dialog – Диалог

▬ Herr Meier hat mir eine Uhr/ein Bild/200 Euro/seine Fotokamera geschenkt. Sie sind die verantwortliche Person und ich möchte wissen, ob Sie damit einverstanden sind.

Господин Майер подарил мне Картину/200 €/свою фотокамеру. Я хочу спросить у Вас, как ответственного лица, согласны ли Вы с этим.

▬ Nein, tut mir leid. Das ist ein Familienerbstück, das möchte ich auf jeden Fall behalten.

Нет, сожалею, это фамильная ценность, я хотел бы ее обязательно сохранить.

▬ Gut, dann lege ich es in die Schublade und Sie können es das nächste Mal mitnehmen.

Хорошо, тогда я положу ее в ящик, и в следующий раз вы сможете забрать ее с собой.

▬ Ja, mein Vater ist sehr zufrieden mit Ihnen und auch wir sind Ihnen sehr dankbar. Bitte behalten Sie es.

Да, мой отец Вами очень доволен и мы тоже Вам очень благодарны. Пожалуйста, сохраните это.

▬ Vielen Dank. Die Uhr gefällt mir sehr gut. Ich werde sie zur Erinnerung an Ihren Vater behalten.

Большое спасибо. Мне очень нравятся эти часы.
Я сохраню их как память о Вашем отце.

Wenn der Betreute (hier wohl eher **die** Betreute) dazu neigt, seinen Schmuck überall liegen zu lassen, räumen Sie ihn weg und informieren Sie die verantwortliche Person darüber. Es kann nämlich passieren, dass er vergisst, wo er was hingelegt hat, und Sie beschuldigt, etwas mitgenommen zu haben.

*Если пациент склонен (здесь уместнее сказать **пациентка**), оставлять повсюду свои украшения, уберите их, и информируйте об этом ответственное лицо. Может случиться, что она забудет, где она оставила это и Вас обвинят, что Вы взяли это себе.*

▪ Umgang mit Alkohol – *Обращение с алкоголем*

Die Gespräche mit Vertretern verschiedener Vermittlungsagenturen haben mich auf ein großes Problem in der Betreuung aufmerksam gemacht: Alkohol. Die Einsamkeit und teilweise Isolierung der Pflegerin von ihrer Familie, ihren Kindern, das Fehlen sozialer

Kontakte und die Schwere der Aufgabe führen zum Bedürfnis nach Entspannung.

Беседы с представителями различных посреднических агентств обратили мое внимание на большую проблему в работе санитарок - алкоголь. Уединенность и частичная изоляция санитарки от её семьи, детей, отсутствие социальных контактов и сложность работы ведут к потребности в расслаблении.

Viele Pflegerinnen genehmigen sich abends ein Gläschen Wein, was an sich natürlich nicht schlimm ist. Aber ein Glas macht oft Lust auf ein zweites. Dass Alkoholismus schädlich und die Grenze zwischen Genuss- und Zwangstrinken sehr weich ist, weiß jeder und ich möchte hier nicht belehrend wirken. Wichtig ist, dass Sie sich der Gefahr bewusst sind und vielleicht lieber zu anderen Entspannungsmethoden greifen. Das ist auch im Sinne des Betreuten, der sich immer auf Ihren klaren Kopf verlassen muss.

По вечерам многие санитарки позволяют себе стаканчик вина, что, естественно, не плохо само по себе. Но стакан часто вызывает желание второго. То, что алкоголизм вреден и граница между питьем для удовольствия и алкоголизмом очень тонка, знает каждый и я не хотела бы, чтобы Вы подумали, что я здесь занимаюсь нравоучительствованием. Важно, чтобы Вы осознали эту опасность и обратились, лучше, к другим методам расслабления. Это также лучше для вашего пациента, который должен всегда полагаться на Вашу светлую голову.

Außerdem: Sollte sich die verantwortliche Person bei Ihrer Vermittlungsagentur beschweren, gefährden Sie Ihre Stelle und eine weitere Beschäftigung.

Кроме того: Если ответственное лицо пациента пожалуется в Вашему посредническому агентству, вы причините вред Вашему рабочему месту и последующим занятиям.

Hier und da ist auch der Betreute die treibende Kraft in Bezug auf Alkohol. Er will abends Wein oder Bier trinken und erkennt nicht die Grenze. Hier müssen Sie eingreifen. Schon allein die Interaktionen von Medikamenten mit Alkohol sind nicht vorhersehbar. Sie können reagieren, indem Sie dem Betreuten nur eine bestimmte Menge zur Verfügung stellen: Ein Bier oder ein Glas Wein ist manchmal sogar empfehlenswert.

Пациент также подвергем опасности злоупотребления алкоголя. Вечером он захочет выпить вино или пиво и не заметит границу. Здесь должны вмешаться Вы. Ведь взаимодействие медикаментов с алкоголем не предсказуемы. В крайнем случае Вы можете предложить пациенту только стакан вина или пива, это иногда даже рекомендуется.

■■ **Dialog – Далог**

▬ Ich möchte noch ein Glas Wein.

Я хочу стакан вина.

 ▬ Es tut mir leid, aber Sie haben bereits zwei Gläser getrunken. Das sollte reichen.

 Сожалею, но Вы уже два стакана выпили. Этого достаточно.

▬ Ich will aber.

Но я хочу.

 ▬ Ich würde Ihnen gerne noch etwas geben, aber wir haben keinen Wein mehr im Haus.

 Я хотела бы Вам еще немного дать, но у нас в доме, к сожалению, больше нет вина.

■ **Umgang mit Fehlern – *Устранение ошибок и недоразумений***

Das Zusammenleben von Menschen bringt auch Konfliktsituationen und Probleme mit sich. Über Kommunikationsprobleme können Sie im ▶ Kap. 11 lesen.

Сосуществование людей влечет за собой также конфликтные ситуации и проблемы. О проблемах совместного существования Вы можете читать в гл. 11.

Fehler passieren oft und jedem: Sie haben etwas vergessen, Sie haben etwas verlegt, zerbrochen, kaputtgemacht, aus Versehen weggeworfen oder eine Überschwemmung im Bad verursacht. Der Schaden wird leichter behoben, wenn man dazu steht. Wenn Ihnen ein Missgeschick passiert ist, verheimlichen Sie es nicht, lügen Sie nicht und versuchen Sie nicht, die Schuld auf andere abzuwälzen. Informieren Sie die verantwortliche Person und bitten um Unterstützung. Sie brauchen keine Angst vor den Kosten zu haben, denn wenn Sie im Auftrag einer Vermittlungsagentur arbeiten, sind Sie haftpflichtversichert.

Ошибки происходят часто и с каждым: Они забыли кое-что, Вы перенесли кое-что, разбили, сломали, выбросили по недоразумению или вызвали наводнение в ванной. Повреждение легче устраняется, если хотеть этого. Если неудача произошла с Вами, не утаивайте это, не лгите и не пытайтесь перекладывать вину на других. Проинформируйте ответственное лицо и попросите о поддержке. Вы не должны испытывать страха перед издержками, так, как если Вы работаете при поддержке агентства посредничества, Вы застрахованы от ответственности.

9

■■   **Dialog – Диалог**

━━ Ich habe aus Versehen die Vase umgeworfen und sie ist zerbrochen. Es tut mir leid. War sie kostbar? Wenn ja, was soll ich jetzt tun?

Я уронила вазу с телевизора и она разбилась. Я извиняюсь. Она была дорогая? А если да, что я должна делать?

━━ Kein Problem. Die hat mir schon lange nicht gefallen. Ich bin froh, dass sie endlich kaputt ist.

Не страшно. Она уже давно мне не нравится. Я рада, что она наконец-то разбилась.

━━ Oh, da haben wir ein Problem. Die Vase war tatsächlich sehr teuer. Bitte fotografieren Sie die Scherben und ich melde den Schaden bei der Versicherung.

О, у нас проблема. Ваза была очень дорогая. Сфотографируйте, пожалуйста осколки, я сообщу в страховочную компанию.

━━ Ich habe vergessen, den Wasserhahn zuzudrehen. Ich war sehr mit Herrn Meier beschäftigt. In dieser Zeit ist die Badewanne übergelaufen.

Я забыла завернуть кран. Я была очень занята с г-ном Майером и за это время вода в ванне перелилась.

━━ Wie groß ist der Schaden? Was ist passiert?

Много испортилось?

━━ Ich habe das Wasser vom Boden aufgewischt, aber es sind einige Spuren und Schäden am Teppich und Parkett im Flur geblieben. Was soll ich jetzt machen? Es tut mir so leid.

Я подтёрла воду с пола, но остались следы на ковре и паркете в прихожей. Мне очень жаль. Что я должна сделать?

━━ Machen Sie sich keine Sorgen. Ich werde vorbeikommen und mich darum kümmern.

Не беспокойтесь. Я зайду и позабочусь в этом.

━━ Danke. Ich habe mir wirklich sehr große Sorgen gemacht.

Спасибо. Я действительно очень переживала.

Absprache mit den Angehörigen – *Разговор с работниками агенства*

Klären Sie mit den Angehörigen oder dem Rechtsbetreuer,

━ wann Sie freie Zeit haben können, wer sich in dieser Zeit um Ihren Betreuten kümmert und wie Sie eventuelle Veränderungen kommunizieren sollen.

━ was passiert, wenn Sie einmal krank sind: Wer vertritt Sie, wie ist dann die Bezahlung geregelt?

- falls Sie im Haus/in der Wohnung des Betreuten wohnen, wann Sie Besuch empfangen können. Bedenken Sie dabei, dass dies nicht zu oft stattfinden sollte und dass andersgeschlechtliche Besuche über Nacht bestimmt nicht gerne gesehen werden.
- wie Sie mit der angekommenen Post umgehen sollen: weiterschicken, zurücklegen oder dem Betreuten vorlesen?

Выясните с работником или с юридическим руководителем,

- *когда Вы можете иметь свободное время, кто будет заботиться в это время о Вашем пациенте, и кому Вы должны сообщать о возможных изменениях.*
- *что произойдет, если Вы однажды заболеете. Кто заменит Вас в этом случае и как будет урегулирована оплата.*
- *если Вы живете в доме/в квартире пациента, когда Вы можете принимать посетителей. Обдумайте при том, что это не должно происходить слишком часто, иначе ночные посещения будут восприняты без воодушевления.*
- *как Вы должны поступать с прибывшей почтой: посылать ответственному лицу, откладывать, или зачитывать пациенту?*

Pflegeberichte – Отчеты о проделанной работе

© Springer-Verlag GmbH Deutschland 2017
N. Konopinski-Klein, *Russisch – Deutsch für die Pflege zu Hause*,
https://doi.org/10.1007/978-3-662-54153-1_10

10.1 Allgemeine Informationen – Общая информация

Ein Pflegebericht ist eine Zustands- und Situationsbeschreibung, die den Verlauf der Pflege und deren Fortschritte dokumentiert und anderen Betreuern (Arzt, Pfleger) eine schnelle Übersicht für die richtige Einschätzung der Situation bietet. Pflegeberichte sind Pflicht in Pflegehäusern und im professionellen ambulanten Pflegebereich. Hierzu gibt es Vorgaben bezüglich der Form und Inhalte. Bei der Privatpflege ist es empfehlenswert, den Zustand der zu pflegenden Person sowie die täglichen Ereignisse regelmäßig aufzuschreiben. Somit können Sie bei jeder Nachfrage nach dem Wohlbefinden bestimmte Zustände und Tätigkeiten des entsprechenden Tages auch nachträglich rekonstruieren.

Отчет об уходе - это ежедневый отчет об уходе за пациентом и достигнутых успехах, который дает другим руководителям (врачу, воспитателю) быстрый обзор для правильной оценки ситуации. Отчет об уходе – обязателен в домах ухода за инвалидами. Для отчета существуют правила в отношении формы и содержание. При частном уходе рекомендуется ежедневно фиксировать состояние пациента, и все события, связанные с ним. Таким образом, при каждом запросе Вы можете реконструировать все события, произшедшие в отчетный день.

Es gibt keine Musterberichte und keine Vorgaben der Dokumentation im häuslichen privaten Bereich. Allerdings empfiehlt es sich, folgende Punkte zu beachten:

- Schreiben Sie in kurzen, einfachen und präzisen Sätzen.
- Beschreiben Sie die Ereignisse nach dem Muster „wer, was, wo, wann".
- Notieren Sie Ihre Handlungen und Reaktionen in bestimmter Situation.

В частной сфере ухаживания за инвалидами нет специальных правил о составлении отчетности, но и здесь необходимо придерживаться следующих правил:
- *Пишите короткие, простые и точные предложения.*
- *Описывайте события по образцу „кто, что, где, когда".*
- *Описывайте Ваши действия и реакцию на определенные ситуации.*

Schreiben Sie, auch wenn Sie Bedenken bezüglich Ihrer Rechtschreibung haben. Niemand verlangt von Ihnen korrektes Deutsch, durch das Schreiben und Lesen lernen und trainieren Sie dennoch die Sprache.

Пишите, даже если у Вас есть сомнение в отношении Вашего правописания. Никто не требует от Вас правильной

*орфографии, но не забывайте- письмом и чтением Вы учите
и тренируете, тем не менее, язык.*

Auf den nächsten Seiten finden Sie Formulierungen, die Sie verwenden können. Diese Passagen können nach Bedarf abgeschrieben und in Ihren Tages-Pflegebericht eingesetzt werden.

На следующих страницах Вы найдете формулировки, которые Вы можете использовать. Эти предложения могут списываться по мере надобности и применяться для Вашего отчета о прошедшем дне.

10.2 Tagesbericht mit Beispiel – Примеры составления отчета о проделанной работе

Примеры составления отчета о проделанной работе

- **Beispiel für einen Tagesbericht –** *Примеры составления отчета о проделанной работе*

		Datum: Дата:		
Uhrzeit: **Время**	**Tätigkeit:** **Занятие**	**Zustand der gepflegten Person:** **Состояние пациента**	**Meine Reaktion:** **Мои действия**	**Nicht vergessen:** **Не забыть сделать:**
6.00	Aufstehen *Подъем*	Allgemeinzustand gut *Сравнительно хорошее* Äußert keine Beschwerden *Без жалоб* Zufrieden und gut gelaunt. *Спокоен и ни на что не жалуется*		
		Sehr schwach. Will im Bett bleiben. *Очень слаб. Хочет остаться в постели* Nicht ausgeschlafen. *Не выспался*		
		Schmerzen in der Hüfte. *Боли в бедре.* Schwindelgefühl/Unwohlsein. *Чувство головокружения/недомогание*	Rollator bereitgestellt. *Подготовила ролатор*	
		Starkes Unwohlsein, Schwindelgefühl, Blutdruck 170/90 mmHg. *Сильное недомогание, 170/90 мм рт.ст.*	Hausarzt verständigt. *Уведомила домашнего врача*	
		Benommenheit. Kann eigenen Vornamen und Nachnamen nicht nennen, Fragen nach Datum, Wochentag und Jahr nicht richtig beantworten. *Сознание помутненное.Не может назвать некоторые имена.На вопросы о дате, дне недели не может правильно ответить*	Notarzt verständigt. *Сообщила врачу неотложки*	
		Sehr blass, schweißgebadet, RR 65/50 mmHG, Puls 130/min. BZ 122 mg/dl. Atmung stabil. *Очень бледный, покрыт потом.Давление65/50 мм рт.ст., Пульс 130/мин.* *Сахар122 мг/дл. Дыхание стабильное*		

		Datum: Дата:		
Uhrzeit: **Время**	**Tätigkeit:** **Занятие**	**Zustand der gepflegten Person:** **Состояние пациента**	**Meine Reaktion:** **Мои действия**	**Nicht** **vergessen:** **Не забыть** **сделать:**
6.30	Waschen *Умывание*	Kooperativ bei der Pflege. *Совместный уход за телом*		
		Haut sehr trocken. *Кожа очень сухая*	Pflegelotion aufge- tragen. *Обтерла лосьоном*	
7.00	Frühstück *завтрак*	Kein Hunger *Не голоден* Wenig getrunken – 1 Glas Kräutertee *Выпил мало.- 1 стакан чая*		
7.00	Medikamen- tengabe *Прием* *лекарств*	1 Tablette Axx *1 Таблетка….. и т.д.*		
8.00	Zeitunglesen *Чтение* *газет*	Hat aufmerksam zugehört und Fragen gestellt. *Внимательно слушал и задавал вопросы*		
9.00	Spaziergang *Прогулка*	Stadtpark. Wiederholte mehrmals, wie sehr er das genießt. *Городской парк. Не устану повторять, как ему* *приятно*		
10.00	Wundversor- gung *Уход за* *ранами*	Verband am rechten Unterschenkel gewechselt. Keine Besonderheiten am Wundverband. *Поменяла повязку на левой голени* Wundexudat, Farbe, Geruch normal. *Заживление, цвет, запах нормальные* Kompressionsverbände an beiden Beinen ange- bracht. *Сделала компрессионные повязки на обеих* *ногах*		
12.00	Mittagessen *Полдник*	Kein Appetit. Müde. *Нет аппетита, уставший*	Habe gefüttert. Nur Suppe. *Покормила. Только* *суп*	
13.00	Mittagsschlaf *Полуденный* *сон*	Gut geschlafen. *Хорошо поспал*		
14.00	Gymnastik *Гимнастика*	Leichte Übungen mit Ball. Hat gerne mitgemacht. *Легкие упражнения с мячом. Повторял* *с удовольствием*		
19.00	Blutdruck- messung *Измерение* *давления* *крови*	120/80, Puls 70 170/100 Пульс 60	Hausarzt angerufen. *Позвонила* *домашнему врачу.* Ins Krankenhaus gebracht. *Привезла* *в больницу.*	

■ **Tagesbericht Vorlage** – *Пример хроники дня*

		Datum: *Дата:*		
Uhrzeit: *Время:*	Tätigkeit: *Занятие:*	Zustand der gepflegten Person: *Состояние пациента:*		Meine Reaktion: *Мои действия:*

10.3 Pflegetagebuch – Дневник ухода за пациентом

Дневник ухода за пациентом

Wenn die Pflegebedürftigkeit eintritt, stellen die Angehörigen des Pflegebedürftigen einen Antrag auf die Leistungen ihrer Pflegeversicherung. Die Pflegeberater der Pflegekasse beraten sie bezüglich der Leistungen und Preise der zugelassenen Pflegeeinrichtungen oder über die Höhe und den Anspruch auf Pflegegeld, wenn Angehörige oder Ehrenamtliche die Pflege übernehmen.

Если возникает необходимость ухода за инвалидом, члены его семьи, или другие ответственные за него персоны заключают контракт с больничной кассой и органами страхования. Если подтверждается необходимость ухода, консультанты больничной кассы консультируют их в отношении установленных кассой цен на услуги по уходу или о высоте суммы, если уход за пациентом берет на себя семья пациента или частные общественные организации.

Der Pflegebedürftige wird durch den Medizinischen Dienst der Krankenversicherung begutachtet und anhand dieses Gutachtens wird die Pflegebedürftigkeit festgestellt. Die Pflegekosten werden innerhalb eines bestimmten Rahmens zugesprochen und eine bestimmte Pflegegrade (0 bis V mit oder ohne Demenz) wird zuerkannt. Die Zuordnung zu einer bestimmten Pflegegrade ist abhängig von dem Umfang der Hilfe, die der Pflegebedürftige bei den Verrichtungen im Ablauf des täglichen Lebens benötigt.

Состояние нуждающегося в уходе рассматривается Службой Медицинского страхованя, и на основании их вывода выносится решение о качестве ухода. В зависимости от их решения устанавливается степень сложности -от 0 до V, (а также учета степени слабоумия), и определяется объем помощи пациенту. В зависимости от объема помощи, назначается сумма на содержание пациента.

Dabei wird unterschieden zwischen der Grundpflege (Körperpflege, Ernährung und Mobilität) und der hauswirtschaftlichen Versorgung.

Um eine korrekte Zuordnung der Pflegebedürftigkeit durchzuführen, ist nicht nur eine Begutachtung notwendig, sondern auch eine genaue Dokumentation der benötigten Unterstützung im täglichen Leben.

Die Darstellung der Details bezüglich der Zeiten und Tätigkeiten wäre an dieser Stelle zu ausführlich und kann bei Bedarf in anderen Quellen nachgelesen werden. Ich möchte nur die Wichtigkeit der genauen Dokumentation (falls notwendig für z. B. erneute Pflegegradezuordnung) betonen – sogar die Dauer bestimmter Tätigkeiten in Minuten kann dafür entscheidend sein, ob eine höherer Pflegegrad notwendig ist oder nicht.

Сумма, выделяемая пациенту состоит из множества составляющих. При этом отличается между основным уходом (личная гигиена, питание и подвижность) и относящегося к домашнему хозяйству и снабжению. Чтобы произвести правильное суммирование всех составляющих, необходима не только экспертиза, но и точная документация необходимого ежедневного обслуживания. Описание всех деталей деятельности было бы слишком подробно в этой книге, но я хочу подчеркнуть,важность точной документации (это необходимо для соединения ступеней ухода) – даже срок определенной деятельности в минуты может определить, необходима ли более высокая ступень ухода или нет.

Aus diesem Grund bekommen Sie vielleicht von der Familie des Betreuten eine Tabelle, die alle täglichen Tätigkeiten beinhaltet, und werden gebeten, die Zeiten einzutragen, die Sie benötigen, um bestimmte Aufgaben zu erfüllen.

Wichtig beim Ausfüllen des Pflegetagebuches (laut http://www.lpfa-nrw.de): Versuchen Sie, bei jeder Beschreibung folgende Fragen zu beantworten:

- Wie ist der Ablauf? Was wird in welcher Reihenfolge gemacht?
- Müssen dem Pflegebedürftigen Dinge/Abläufe erklärt werden? Und wenn ja, welche?
- Was ist besonders schwierig?
- Warum ist es aus Ihrer Sicht notwendig, dass Sie dabei sind, wenn der Pflegebedürftige etwas selbstmacht?

По этой причине Вы, вероятно, получите от семьи пациента таблицу, содержащую всю Вашу ежедневную деятельность, с просьбой внести точное время, которое Вы тратите, выполняя определенные действия.

При заполнении дневника ухода (согласно http://www.lpfa-nrw.de): постарайтесь ответить на следующие вопросы при каждом описании:

▬ *Какая последовательность? Что, когда делается и в какой последовательности?*

▬ *Должны ли Ваши действия объясняться нуждающемуся в уходе? И если да, то которые?*

▬ *Почему, с Вашей точки зрения, необходимо, чтобы Вы контролировали действия, которые, пациент может сделать и самостоятельно?*

Das Pflegetagebuch ist in einer tabellarischen Form aufgebaut und beinhaltet Begriffe, die Sie an mehreren Stellen in diesem Buch übersetzt finden (z. B. kämmen, waschen, in die Badewanne helfen, umkleiden usw.).

Zusätzlich zu den Tätigkeiten werden Funktionsstörungen erfragt, die Sie, falls zutreffend, ankreuzen müssen.

Дневник ухода построен в форме таблицы и содержит действия и события, некоторые из которых Вы уже встречали в нескольких главах в этой книге: причесывать, мыть, помогать в ванне, взбивать подушку, складывать белье на полку и т.д.). Дополнительно к деятельности спрашивают о сбоях, которые Вы, если они действительно происходили, должны помечать крестиком.

▪ **Beispiele – Примеры**

▬ Unkontrolliertes Verlassen des Wohnbereiches (Hin- bzw. Weglauftendenz)
Самостоятельно покинул пределы дома/квартиры/или пытался.

▬ Verkennen oder Verursachen gefährdender Situationen
Не осознавание или вызывание угрожающих ситуаций с угрожающими последствиями.

▬ Unsachgemäßer Umgang mit gefährlichen Gegenständen.
Ненадлежащее обращение с опасными предметами.

▬ Tätliches oder verbal aggressives Verhalten
Действенное или словесное агрессивное поведение.

▬ Unangepasstes Verhalten in bestimmten Situationen.
Неподобающее поведение в определенных ситуациях

▬ Nicht-Erkennen seiner eigenen körperlichen und seelischen Gefühle und Bedürfnisse.
Нераспознавание своих собственных физических и психических чувств и потребностей.

- Abwehrverhalten gegen therapeutische oder schützende Maßnahmen

  Защитное поведение против терапевтических или защищающих мероприятий.

- Aufgrund gestörter Hirnfunktion mangelnde Fähigkeit, soziale Alltagssituationen zu bewältigen (Beeinträchtigung des Gedächtnisses, herabgesetztes Urteilsvermögen).

  Недостаточная способность, на основе поврежденных функций мозга, осознавать социальные повседневные ситуации (нарушение памяти, сниженное чувство ответственности).

- Gestörter Tag-Nacht-Rhythmus.

  Нарушение ритма «ночь-день».

- Unfähigkeit, eigenständig den Tagesablauf zu planen und zu strukturieren.

  Неспособность планировать самостоятельно распорядок дня.

- Verkennen von Alltagssituationen und unpassende Reaktionen.

  Неправильная оценка ситуации и неадекватная реакция на события.

- Ausgeprägte Gefühlsschwankungen.

  Ярко выраженные колебания чувства.

- Überwiegende Niedergeschlagenheit, Verzagtheit, Hilflosigkeit oder Hoffnungslosigkeit.

  Выражение эмоциональной подавленности, беспомощности или безнадежности.

Abschied/Trennung – Прощание/Расставание

© Springer-Verlag GmbH Deutschland 2017
N. Konopinski-Klein, *Russisch – Deutsch für die Pflege zu Hause*,
https://doi.org/10.1007/978-3-662-54153-1_11

Отъезд

11.1 Abreise – Отъезд

Wenn der Betreute durchgehend begleitet werden soll, organisiert Ihre Pflegeagentur eine zweite Pflegerin, die Sie nach einer bestimmten Zeit ablösen wird. Steht Ihre Abreise bevor, investieren Sie ein wenig Zeit, um zu überlegen bzw. aufzuschreiben, was für Ihre Nachfolgerin besonders wichtig und zu beachten ist. Ihr Betreuter wird davon profitieren. Ein gutes Zusammenspiel zwischen den Pflegerinnen ist für alle Seiten vorteilhaft. Eifersucht oder Gedanken darüber, welche von Ihnen den Betreuten besser begleitet oder pflegt, sind fehl am Platz, denn bei Konflikten verlieren nicht nur Sie beide (die Familie des Betreuten sucht sich bei Unstimmigkeiten oft zwei neue, neutrale Pflegerinnen oder entscheidet sich für eine von Ihnen), sondern auch der Betreute leidet darunter.

Если пациент должен находится под непрерывной опекой, Ваше агенсство на случай Вашего отъезда подготовит вторую санитарку, которая заменит Вас, когда это станет необходимо. Если Вам предстоит уехать, уделите небольшое время, чтобы отметить, что для Вашей последовательницы особенно важно, на что, по Вашему мнению, ей нужно будет обращать особое внимание, и оставить ей маленькую записку. Это будет важно и для ее будущего пациента. Хорошая согласованность между санитарками выгодна для обеих сторон. Ревность или мысли о том, кто из вас лучше заботится о пациенте неуместны, т. к. при разногласиях между вами, семья пациента чаще всего решит пригласить 2 новых, нейтральных санитарок или оставить только одну из Вас, а в процессе всей этой нервотрепки нервничает и пациент. (Abb. 11.1)

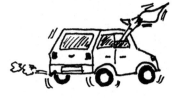

⬛ Abb. 11.1 Abreise – *Рис. 11.1 Отъезд*

■■ **Dialog – Диалог**

▬ Herr Meier, ich werde gleich abreisen und möchte mich verabschieden.
Господин Майер, я уезжаю, и хочу попрощаться.

  ▬ Oh, das ist aber sehr schade, ich habe mich so an Sie gewöhnt.
О, очень жаль, я так привык к Вам.

▬ Machen Sie sich keine Sorgen. Ich komme in drei Monaten wieder.
Не беспокойтесь.Я вернусь через три месяца.

  ▬ Aber ich will niemanden anderen.
Но я не хочу никого другого.

▬ Frau X, die jetzt zu Ihnen kommt, ist auch eine sehr nette Person und wird Sie gerne betreuen.

Госпожа Х, которая приедет к Вам, тоже очень милый человек и будет с удовольствием ухаживать за Вами.

━ Sie werden sich schnell an Frau X gewöhnen.

Вы быстро привыкните к госпоже Х.

━ Hätten Sie einen Wunsch? Was kann ich Ihnen aus Russland mitbringen?

Что мне привезти для Вас из России? Есть у Вас особенное желание?

11.2 Kündigung – Расторжение контракта

■ **Hinweise bei Kündigung von Seiten des Betreuten –**
Основания для расторжения контракта с санитаркой

Die Vermittlungsagenturen wählen die Betreuerin/Pflegerin mit Sorgfalt aus und achten darauf, dass diese gut zum Betreuten passt. Trotzdem kann es passieren, dass sich die beiden nicht aufeinander einstellen können. Da sie 24 Stunden täglich miteinander verbringen müssen, kann es zur Qual für beide werden, falls sie nicht gut miteinander auskommen. Es entstehen Missverständnisse, die Atmosphäre (die besonders wichtig für den Betreuten ist) ist nicht angenehm oder sie haben Verständigungsprobleme, es kommt zu Diebstahl, Vernachlässigung der Pflichten, Alkoholexzessen usw.

In jedem Fall sollten Sie sofort reagieren. Versuchen Sie zuerst, die Probleme selbst zu klären. Wenn es sprachlich nicht möglich ist oder das Problem bereits zu groß ist, wenden Sie sich an die Vermittlungsagentur. Die Kontaktperson steht Ihnen jederzeit zur Verfügung. Sie können Ihre Probleme schildern und auf einen Wechsel der Pflegerin bestehen.

Тщательно подбирая санитарку для ухаживания за пациентом, агенства по найму обращают внимание на всё, чтобы она хорошо подходила пациенту. Но, проводя друг с другом 24 часа в сутки, может оказаться, что они не могут состыковаться друг с другом. Возникают недоразумения, создается напряженная атмосфера, (что негативно сказывается на настроении пациента) возникают разногласия, дело доходит до открытых конфликтов, пренебрежения обязанносями, пьянству, кражам и т. д.

Вы должны сразу же принять меры. Попытайтесь разобраться в причинах проблемы самостоятельно. Если Ваше владение языком не достаточно, или если проблемы зашли слишком далеко, обратитесь за помощью к агенту посреднической фирмы, агент фирмы всегда придет Вам на помощь. Изучив Ваши проблемы фирма может прийти к решению замены санитарки.

▪▪ Dialog – Диалог

— Frau X, wir haben mit der Agentur gesprochen und gemeinsam beschlossen, dass Sie künftig nicht mehr mit uns arbeiten werden. Die Vermittlungsagentur wird sich in Kürze mit Ihnen in Verbindung setzen.

Госпожа X, мы с агенством пришли к выводу, что Вы не должны больше работать с нами. Вскоре агентство свяжется с Вами.

— Danke für die Information. Auch ich glaube, das ist eine bessere Lösung.

Спасибо за информацию. Я тоже считаю, что это лучшее решение.

— Aber warum? Ich dachte, Sie sind mit mir zufrieden. Ich habe mich sehr bemüht.

Но почему? Я думала, Вы довольны мною. Я очень старалась.

— Um das genau zu erklären, sind bei uns beiden die Sprachkenntnisse leider zu gering, und wir möchten weitere Konflikte vermeiden/keine unnötigen Konflikte entstehen lassen. Frau Y von der Vermittlungsagentur wird Ihnen alles erklären.

К сожалению наши языковые знания не позволяют нам точно объяснить ситуацию, а нам не хотелсь бы создавать новых конфликтов. Госпожа Y из агентства по найму Вам все объяснит.

▪ Hinweise bei Kündigung von Seiten der Pflegerin –
Основания для расторжения контракта с пациентом

Auch Ihnen kann es passieren, dass Sie die Betreuungssituation als nicht tragbar empfinden. Der Betreute wird aggressiv (körperlich oder verbal), die Familie des Betreuten behandelt Sie respektlos oder unfreundlich, die besprochenen Bedingungen stimmen nicht usw. Wenn Sie mit einer Vermittlungsagentur arbeiten, können Sie sich an diese wenden und um Unterstützung bitten. Versuchen Sie aber zuerst, die Schwierigkeiten in Ruhe zu besprechen.

Es kommt oft vor, dass gerade bei gestörter Kommunikation eine Diskrepanz zwischen dem Gesagten, dem Gehörten und dem Verstandenen entsteht. In der zweisprachig geführten Kommunikation und Denkweise besteht noch deutlicher die Gefahr des Missverstehens. Erst wenn geklärt ist, dass es nicht um einзн sprachliches Missverständnis geht, sondern um Probleme im Umgang miteinander oder um nicht eingehaltene Vereinbarungen, und wenn eventuelle Veränderungen der Bedingungen keine Verbesserung der Situation mit sich bringen, empfehle ich zu kündigen und eine neue Arbeitsstätte zu suchen.

Может случиться и с Вами, что работа с пациентом станет для Вас невыносимой. Пациент становится агрессивным (физически или словесно), семья пациента обращается с Вами непочтительно или недружелюбно, оговоренные условия перестают Вас устраивать и т.д. Если Вы работаете через агенство, можете обратиться к представителю, и попросить о поддержке. Попытайтесь, однако, сначала спокойно обсудить создавшуюся ситуацию.

Часто случается, что конфликтная ситуация произошла из-за одной неверно сказанной или неверно понятой фразы. Опасность неправильного понимания еще более вероятна при общении на разных языках людей с разным образом мышления и восприятием обстановки. И только если выяснится, что речь идет не о языковом недоразумении, а о проблеме в отношениях друг с другом или вокруг соглашений, указанных в договоре, и если возможные изменения условий не приведут к улучшение ситуации, я предлагаю заявить об увольнении и начать искать новое место работы.

▪▪ Dialog – Диалог

▬ Bitte erklären Sie mir, wie Sie das meinen.
Прошу объяснить, что Вы имеете в виду.

▬ Ich möchte wissen, wie ich das verstehen soll.
Я хочу знать, как я должна это понимать.

▬ Meinen Sie damit, dass …?
Имеете Вы в виду, что …?

▬ Bitte sagen Sie das nochmals, aber in anderen Worten. Ich möchte Sie richtig verstehen.
Скажите пожалуйста это еще раз, но другими словами. Я хочу Вас правильно понять.

▬ Es tut mir leid, aber ich verstehe nicht, was Sie damit meinen.
Простите, но я не понимаю, что вы имеете в виду.

▬ Ich möchte damit sagen, dass …
Я хочу этим сказать, что …

▬ Ich glaube, wir haben uns missverstanden.
Мне кажется, мы друг друга неправильно поняли.

▬ Bitte reden Sie mit mir in einem anderen Ton. Ich fühle mich nicht gut, wenn Sie mich anschreien.
Пожалуйста, говорите со мной другим тоном. Мне не нравится, когда на меня кричат.

— Ich glaube, die Vertrauensbasis zwischen uns ist gestört. Wir müssen nach einer Lösung suchen. So können wir nicht weiter miteinander umgehen.

Я думаю, что основы доверия между нами нарушены. Дальше так относиться друг с другом невозможно. Мы должны искать выход.

— Ich möchte Sie informieren, dass ich für Ihren Vater nicht mehr zur Verfügung stehen kann. Ich kündige mit einer vereinbarten Frist von zwei Wochen (hier bitte im Vertrag kontrollieren, wie die Fristen sind). Bitte kümmern Sie sich um eine andere Pflegerin für Ihren Vater. Ich werde am 15. Juli abreisen.

Я хочу проинформировать Вас, что больше не смогу находиться в распоряжении Вашего отца. Я заявляю об увольнении за оговоренные в договоре 2 недели (Вы должны проверить в договоре, какое время со дня расторжения контракта, Вы должны отработать.) Пожалуйста, позаботьтесь о новой санитарке для Вашего отца. Я уеду 15 июля.

Смерть

11.3 Tod – Смерть

Die Arbeit mit älteren, teilweise sehr pflegebedürftigen Personen bringt leider auch die Konfrontation mit dem Tod mit sich. Es kann sein, dass Sie Ihren Betreuten im Sterbeprozess begleiten, aber es kann auch passieren, dass Sie mit einem plötzlichen Tod konfrontiert werden. Sie werden besser mit solchen Situationen umgehen können, wenn Sie sich rechtzeitig Gedanken darüber machen, wie Sie sich verhalten sollen. Es gibt verschiedene Möglichkeiten. Jeder hat seine eigene, sehr private Einstellung zum Tod und handelt danach. Es gibt Pflegerinnen, die denken: Niemand soll alleine sterben. Sie bleiben immer am Bett des Betreuten und halten bis zum letzten Atemzug seine Hand. Andere denken, dass der Tod eine Erlösung nach einem langen Leiden ist, und versuchen, dem Betreuten die letzten Minuten so angenehm wie möglich zu gestalten (frische Luft im Zimmer, Ruhe). Manche Pflegerinnen weinen, andere betrachten ihre Aufgabe als erledigt.

Работа с пожилыми, часто очень нуждающимися в уходе людьми влечет за собой, к сожалению, также встречу с его смертью. Может быть, Вы будете сопровождать Вашего пациента в процессе умирания, но может случиться, что Вы столкнетесь с его внезапной смертью. Вы сможете легче справиться с ситуацией, если заранее обдумаете, как будете вести себя в этом случае. Каждый имеет собственную, очень частную установку на смерть и действует в соответствии с нею. Имеются санитарки, которые думают: Никто не должен умирать в одиночестве. Они всегда остаются при кровати пациента и держат его го за руку до последнего вздоха. Другие думают, что смерть - это освобождение после длительных страданий, и пытаются оформлять последние минуты пациента так приятно как это возможно (свежий воздух в комнате, полный покой). Некоторые санитарки плачут, другие спокойны, считая свои функции выполнеными. (■ Abb. 11.2)

Wichtig ist, dass Sie ein solches Ereignis so verarbeiten, wie es für Sie persönlich gut ist. Sie können weinen, darüber sprechen, sich auf Ihre Gedanken und Ihren Körper konzentrieren (spazieren gehen, Entspannungsübungen, Sport treiben).

■ Abb. 11.2 Tod – *Рис. 11.2 Смерть*

Важно, что Вы встречаете это событие так, как это удобнее для Вас. Одни могут плакать, говорить об этом, другие концентрируются на своих мыслях и своей личности (гуляют, делают упражнения для расслабления, занимаются спортом).

Was ist nun zu tun, wenn der Fall eintritt?

Что нужно делать, если это произошло?

Wenn Sie den Eindruck haben, dass der Betreute innerhalb der nächsten Stunden sterben wird, sollten Sie unbedingt die Angehörigen informieren.

Если Вы чувствуете, Ваш пациент умрет в течение следующих часов, Вы должны непременно проинформировать членов его семьи.

■■ Dialog – Диалог

━ Hallo Frau Z, ich fürchte, dass Ihr Vater innerhalb der nächsten Stunden sterben wird. Vielleicht möchten Sie kommen und sich verabschieden/ihn begleiten.

Алло, госпожа Z, я чувствую, что Ваш отец умрет в течении нескольких часов. Может быть, Вы хотите прийти проститься с ним/проводить его.

━ Vielen Dank, dass Sie mich informieren. Ich werde/wir werden selbstverständlich so schnell wie möglich da sein.

Спасибо за информацию. Естественно я/мы прибудем немедленно.

━ Es tut mir sehr leid, aber ich habe/wir haben nicht die Möglichkeit zu kommen. Bitte kümmern Sie sich um alles Nötige.

Мне очень жаль, но я/мы не имеем возможности приехать. Пожалуйста, сделайте все необходимое.

Wenn Sie den Eindruck haben, dass der Betreute verstorben ist, rufen Sie den Arzt an und teilen Sie ihm Ihre Vermutung mit.

Если Вы думаете, что пациент умер, позвоните врачу и сообщите ему о Вашем предположении.

■ ■   **Dialog – Диалог**

Hallo, hier spricht Frau X, die Betreuerin von Herrn Meier. Ich möchte Herrn Dr. Y informieren, dass ich glaube, Herr Meier ist soeben gestorben

Алло, это госпожа X, санитарка господина Майера. Я хочу сообщить господину доктору Y, что я думаю, господин Майер только что умер.

Was soll ich jetzt machen?

Что я должна делать?

Danach informieren Sie bitte die Familie des Betreuten. Die verantwortliche Person wird sich um die Formalitäten sowie um die Abwicklung der Bestattung kümmern.

После этого проинформируйте семью и ответственное лицо пациента. Они должны позаботиться о формальностях и о прдстоящих похоронах.

■ ■   **Dialog – Диалог**

Hallo Frau Z, ich muss Ihnen leider mitteilen, dass Ihr Vater heute verstorben ist. Ich habe den Arzt bereits informiert. Herzliches Beileid/herzliche Anteilnahme.

Алло, госпожа Z, я должна, к сожалению поделиться с Вами, что Ваш отец сегодня умер, Я уже проинформировала врача. Сердечные соболезнования.

Kann ich sonst noch etwas tun?

Могу я еще что-то сделать?

Der Arzt wird in die Wohnung kommen, den Tod feststellen und einen Totenschein ausstellen. Bis dahin belassen Sie im Zimmer des Verstorbenen alles so, wie es war. Was Sie jedoch machen können, ist, im Winter die Heizung abzustellen und ein Fenster zu öffnen. Im Sommer, bei hohen Temperaturen, lassen Sie das Fenster lieber geschlossen.

Доктор прийдет в квартиру, удостоверит смерть и выдаст свидетельство о смерти. До этих пор Вы должны оставить в комнате покойника все как есть. Что Вы еще можете сделать, это зимой выключить отопление, и открыть окно. Летом, при высокой температуре, лучше оставить окно закрытым.

Wie Sie persönlich Abschied von Ihrem Betreuten nehmen, bleibt Ihnen überlassen. Sie können mit Einverständnis der Familie des Betreuten bei der Beerdigung/Feuerbestattung dabei sein, oder, wenn es Ihnen lieber ist, sich vorher verabschieden.

Как Вы лично попрощаетесь с вашим подопечным, остается на Вашем усмотрении, Вы можете, с согласия Семьи, участвовать в похоронах/кремировании, или, если Вам так удобнее, попрощаться с покойным уже до этого.

Aussprache – Произношение

© Springer-Verlag GmbH Deutschland 2017
N. Konopinski-Klein, *Russisch – Deutsch für die Pflege zu Hause*,
https://doi.org/10.1007/978-3-662-54153-1_12

In vielen Wörterbüchern gibt es die phonetischen Tafeln. Diese sollten die Aussprache und das Erlernen der entsprechenden Sprache erleichtern. Oft sind sie nur gut verständlich für Personen mit Erfahrung im Sprachenlernen, daher werden sie relativ selten benutzt.

Во многих словарях для облегчения произношения имеются фонетические таблицы.Они редко используются, так-как легко понятны людям, опытнм в изучении языков.

Ich werde versuchen, Ihnen die wichtigsten Ausspracheregeln anhand von Beispielen zu erklären [Lautschrift in eckigen Klammern]:

Я попытаюсь объяснять Вам самые важные правила произношения при помощи примеров- [транскрипций в квадратных скобках]:

Das Alphabet	A, b, c, d, e, f, g, h, i, j, k, l, m, n, o, p, r, s, t, u, w, x [a, be, ce, de, e, ef, ge, ha, i, jot, ka, el, em, en, o, pe, er, es, te, u, we, iks, ypsylon, cet]
Doppelbuch-staben mm, nn, bb, nn, tt, ll, aa Двойные буквы millimeter, nn, bb, nn, tt, ll, aa	Doppelbuchstaben werden wie ein Buchstabe ausgesprochen. Bei doppelten Konsonanten wird der Vokal davor kurz gesprochen. Marianne, bitte, beginnen, Aal [Mariane, bite, beginen, al] *Двойные буквы произносятся как буква. При двойных согласных гласный звук говорится перед этим коротко.* Marianne, bitte, beginnen, Aal – [Марианэ, битэ, бэгинэн, ал] *Мариане, пожалуйста, начинать, угорь*
a	Wird wie russisches „a" ausgesprochen; vor einem" h" länger. *Произносится как русское „а"; перед "h" дольше.* Mama, Frau, Gras, Sahne, mahlen – [мама, фрау, грас, сане, малэн] *мама, женщина, трава, сливки, рисовать*
e	Wird wie russisches „e" ausgesprochen. *Произносится как русское «е»* Emil, Nest, Rente – [Эмиль, нэст, рэнтэ] *Эмиль, гнездо, пенсия*
eh	Langes „e" wie „eh". *Длинное „Е" как "прежде".* Ehe, gehen, Reh – [эе, геен, рее] *брак, идти, олень*
ei/ai	Wie ai. *ай/ai* *Как „ай".* Meister, reisen, weisen, Waise – [майстэр, райзэн, вайзэн, вайзэ] *мастер, путешествовать, указывать, сирота*
eu	Wie oj. *Как «ой».* Rheuma, vorbeugen, Leute – [ройма, форбойгэн, лойтэ] *ревматизм, предупреждать, люди*

ä	Wird wie russisches „э" ausgesprochen. *Как «Э»* Bäcker, Wände, Bände – [бэкэр, вэндэ, бэндэ] *пекарь, стены, ленты*
c	Am Anfang der Fremdwörter vor Konsonanten und den Vokalen A,O,U wie russisches „К" ausgesprochen, am Anfang der Fremdwörter vor den Vokalen I und E wie „Ц" ausgesprochen. Clown, Creme, Computer, Cellophan – [klaun, krem, komputer, celofan] *В начале иностранных слов перед согласным и гласными звуками „A", „O", произносится как русская „К", в начале иностранных слов перед гласными звуками „I" и „E" произносится как русская „Ц".* Clown, Creme, Computer, Cellophan – [клоун, крээмэ, компьютэр, целофан] *клоун, крем, компьютер, целлофан*
ch	Am Wortanfang regional unterschiedlich als russisches „X" ausgesprochen, im Wort als „ch" wie im Russischen. *В начале слова произносится регионально по-разному как „X", в слове как „ch" как в русская буква „X".* erbleichen, erbrechen, einbrechen – [эрблайхэн, эрбрэхэн, айнбрэхэн] *бледнеть, вскрывать, врываться*
ck	Wird als „К" ausgesprochen. *Произносится как „К".* backen, decken, hacken, Sack – [бакэн, дэкэн, акэн, сак] *жарить, покрывать, колоть, мешок*
h	Am Wortanfang wie „H", nach einem Vokal verlängert sich die dessen Aussprache. *В начале слова как „H", после гласного звука ее произношение удлиняется.* Haus, Sahne, Sehne – [аус, занэ, зээнэ] *дом, сливки, сухожилие*
ie	Wie „i". *Как «И»* bieten, Wiese, Liebe – [битэн, визэ, либэ] *просить, луг, любовь*
ö	Wird wie ein reines „ы" ausgesprochen. *Как «ы»* mögen, schwören, erlöschen – [мыгэн, швырэн, ерлышэн] *нравится, клясться, растворяться*
ß, ss	Wie „S". *Как «С»* grüßen, Straße, essen – [грысэн, штрасе, эсэн] *приветствовать, улица, есть*
s	Wird am Wortanfang und im Wort wie russisches „3" ausgesprochen. *Произносится в начале слова и в слове как русская 3".* Sahne, reisen, Rasen, Besen – [занэ, райзэн, разэн, бэээзэн] *сливки путешествовать, газон, метла*

sp	Am Anfang des Wortes wie „ШП", im Wort bei zusammengesetzten Worten bzw. nach einer Vorsilbe als „ШП" und in Worten, die als Wortstamm gelten (meist kurz) als „СП". *В начале слова как „ШП", в слове при сложных словах или после приставки как „шп" и прописью, в основном слове читаются (в большинстве случаев коротко) как „сп".* Sport, spielen, sprechen – [шпорт, шпилэн, шпрэхэн] *спорт, играть, говорить* Beispiel, Besprechung, Bergspitze – [байшпил, бэшпрэхунг, бэргшпицэ] *пример, обсуждение, купол горы* Knospe, raspeln, Wespe – [кноспэ, распэлн, вэспэ] *бутон, натирать, оса*
st	Am Anfang des Wortes wie „шт", im Wort bei zusammengesetzten Worten bzw. nach einer Vorsilbe als „шт" und in Worten, die als Wortstamm gelten (meist kurz), als „ст". *В начале слова как «ШТ», в сложных словах после первого слога- как «шт», в основном слове- как «СТ»* Stau, stehen, Stein – [штау, штеен, штайн] *затор, стоять, камень* Bestellung, Raststätte, aufsteigen – [бэштэлунг, раштэтте, ауфштайгэн] *заказ, ресторан для туристов, подниматься* Rest, trist, Kleister – [рэст, трист, клэйстэр] *остаток, скучный, клейстер*
sch	Als „ш". *Как «Ш»* Schule, schreiben, schließen – [шуле, шрайбэн, шлисэн] *школа, писать, закрывать*
tsch	Wie „ч". *Как «Ч»* tschüss, Tratsch, matschig – [чыс, трач, мачиг] *пока, болтовня, слякотно*
ü	Wird wie eine Mischung aus „у" und „i" ausgesprochen. *Как среднее между «У» и «Ю»* Mühe, müssen, Nüsse – [мыэ, мысэн, нысэ] *забота, должен, орехи*
z э	Wie russisches „»Ц«". *Как русская «Ц»* Zweck, Zecke, Zeit, kurz – [цвэк, цэке, цайт, курц] *цель, клещ, время, коротко*

Nachfolgend ein paar Zungenbrecher. Versuchen Sie, die ganzen Sätze laut zu lesen. So oft wie möglich. Vergleichen Sie die Schreibweise mit der Aussprache. So werden Sie später keine Probleme beim Lesen haben. Die Betonung habe ich mit fett gedruckten Buchstaben markiert.

Повторяйте их возможно часто.

В следующих скороговорках произносите громко все предложения. Сравните написание с произношением. Повторяйте их возможно часто. Таким образом у Вас не будет позже проблем при чтении. Я отметила акценты в словах жирным шрифтом.

Zungenbrecher – Скороговорки

- Schöne Schülerinnen spielen am Start mit Spatzen.

  [щынэ шылэринэн шпилэн ам штарт мит шпацэн].

- Die Würzburger Bäcker weinen, weil wieder die Zeit zu kurz wurde.

  [ди вырцбургэр бэкэр вайнэн, вайл видэ ди цайт цу курц вурдэ].

- Die Chemiemeister gehen oder reisen mit Schülern nach China.

  [ди хэмимайстэр геен одэр райзэн мит щылэрн нах кина].

- In München lehren die Lehrer ohne Mühe fließend zu schreiben.

  [ин Мынхэн лэрнэн ди лэрэр оунэ мыэ флисэнд цу шрайбэн]

- Kleine Zecken springen schnell zwischen den kurzen Besenborsten.

  [клайнэ цэкэн шпрингэн шнэл цвишэн дэн курцэн бэээзэнборстэн]

- Die in Europa gültige Währung ist der Euro.

  [ди ин ойропа гылтигэ вэрунг ист дэр ойро]

Grammatik – Грамматика

© Springer-Verlag GmbH Deutschland 2017
N. Konopinski-Klein, *Russisch – Deutsch für die Pflege zu Hause*,
https://doi.org/10.1007/978-3-662-54153-1_13

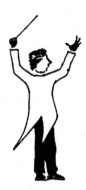

◘ Abb. 13.1 Grammatik ist wie Musik –
Рис. 13.1 Грамматика- как музыка

Wenn Sie Interesse an der deutschen Sprache entwickelt haben und Ihre Kenntnisse erweitern wollen, empfehle ich Ihnen, sich genauer mit der Grammatik auseinanderzusetzen und vor allem so viele Wörter wie möglich zu lernen. Am besten lernt man durch Gespräche und Lesen. Nachfolgend zwei Bereiche, die auf jeden Fall angesprochen werden müssen:

Если у Вас выработался интерес к немецкому языку и Вы хотите расширять Ваши знания, я рекомендую Вам изучить хорошо грамматику и, прежде всего, выучить как можно больше немецких слов. Лучше всего усваивается язык за беседой и за чтением. На эти два аспекта необходимо обратить особое внимание: (◘ Abb. 13.1)

13.1 Substantive – Существительные

Wahrscheinlich haben Sie sich schon beim Blättern in Zeitschriften oder Büchern gewundert, warum es so viele Wörter gibt, die mit großen Buchstaben beginnen. Die Wörter in der polnischen Sprache beginnen nur unter bestimmten Voraussetzungen, die ich hier nicht erwähnen muss, mit dem großen Buchstaben. In deutschen Sätzen sind manche Wörter großgeschrieben, auch wenn sie nicht am Satzanfang stehen. Das sind Substantive, denn im Deutschen werden alle Substantive großgeschrieben. Das ist eine Erleichterung beim Lesen und Erkennen der Wörter.

Вероятно, уже листая немецкие журналы или книги, Вы удивились, почему имеются так много слов, которые начинаются с прописной буквы. В русском языке слова начинаются только при определенных предпосылках, которые я не должна упоминать здесь, с прописной буквой.

В немецких же предложениях некоторые слова написаны с большой буквы, даже если они не стоят в начале предложения. Это имена существительные, в немецком языке все существительные пишутся с большой буквы. Это облегчает чтение и распознание слов.

13.2 Verben – Глаголы

Die meisten Dialoge in diesem Buch sind in der Gegenwartsform geschrieben. Wenn Sie die **Vergangenheit** ansprechen möchten, stehen in der Umgangssprache zwei Zeiten zur Verfügung.

1. **Imperfekt** – wird meist bei Erzählungen über die Vergangenheit genutzt, z. B. in Büchern oder wenn jemand eine Geschichte erzählt.

2. **Perfekt** – wird meist in der täglichen Sprache benutzt. Zur Bildung verwendet man die Hilfsverben „sein" und „haben". Sie sollten als Erstes die Konjugation dieser zwei Verben auswendig lernen.

Wenn Sie über die **Zukunft** sprechen möchten, benutzen Sie einfach das Hilfsverb „werden" (Zukunftsform von „sein"). Oftmals reicht es auch, die Gegenwart zu benutzen, z. B. „morgen gehe ich zum Arzt".

Большинство диалогов в этой книге написаны в форме настоящего времени. Если же Вы хотите рассказать о чем-то, что уже произошло, в распоряжении разговорной речи имеются 2 времени.

1. *Имперфект – используется в большинстве случаев в рассказах о прошлом, например, в книгах или если кто-то рассказывает историю.*

2. *Перфект – используется в большинстве случаев в повседневном разговоре. Для образования используют вспомогательные глаголы „быть» и "имеют". Спряжение этих 2 глаголов необходимо выучить наизусть.*

Если Вы хотите говорить о будущем, используйте просто вспомогательный глагол "будут" (будущая форма). Часто также достаточно использовать настоящее время, например, "завтра я иду к врачу".

Es gibt Menschen, die aus Unkenntnis der richtigen Konjugation das Hilfsverb „tun" benutzen, z. B. „ich tue staubsaugen", „jetzt tust du essen". Das ist inkorrekt und unelegant. Auch wenn Sie das hören sollten, gewöhnen Sie sich diese Unart nicht an.

Имеются люди, которые не зная правильного спряжения, используют глагол «делать», например, "я делать пылесосить", „теперь ты делать есть". Это неправильно и неэлегантно. Даже если Вы где-то слышали это, не приучайте себя к этой дурной привычке.

Ich versuche, Ihnen anhand von Beispielen die Grundregeln der Konjugation zu erklären. Die Verben „sein" und „haben" sind die Basiswörter. Diese Wörter werden auch in der Konjugation mitbenutzt. Es gibt (wie im Polnischen) eine regelmäßige Konjugation. Diese erkläre ich Ihnen. Und es gibt unregelmäßige Verben, einige oft benutzte habe ich unten aufgeführt. Sie werden mit der Zeit die Sprache immer besser beherrschen. Dann greifen Sie, wenn Sie möchten, bitte zu Fachbüchern über Grammatik.

Я попытаюсь при помощи примеров объяснить Вам основные правила спряжения. Глаголы "быть" и "иметь" -базовые слова. Этими словами пользуются также в спряжении. Имеется регулярное спряжение (как в русском). Я объясню его Вам. И имеются нерегулярные глаголы, некоторые, часто использованные, я пред-

ставила внизу. Со временем вы будете все лучше овладевать немецким языком. Тогда- если Вам угодно более углубить знания- к Вашим услугам профессиональные книги по грамматике.

Und noch eine Bemerkung: Was jetzt kommt, klingt im ersten Moment kompliziert und schwer. Ist es aber nicht. Versuchen Sie, die nachfolgenden Zusammenstellungen laut zu lesen, und Sie werden feststellen, es ist wie in der Musik. Es gibt einen Rhythmus, und manches wiederholt sich, wie der Refrain eines Liedes. Mit diesem Gedanken wird es Ihnen leichter fallen. Benutzen Sie Ihre Musikalität, finden Sie einen eigenen Takt, und wenn Sie in diesem Takt die Wörter wiederholen, merken Sie sich diese besser.

И еще одно замечание: То, что вы будете сейчас читать- звучит на первый взгляд запутанно и сложно. Однако это не так. Читайте следующие группы слов громко и вы заметите, что здесь как в музыке- имеется ритм, и некоторые группы повторяются, как в рефрене песни. Используйте Ваш музыкальный слух, найдите собственный ритм, и если Вы будете повторять слова в этом ритме- вы лучше их запомните.

So, jetzt geht es los: Die folgenden Tabellen geben eine Übersicht über die Konjugation der Verben „haben und „sein". Dies sollten Sie spaltenweise lernen und immer die Person dazu sagen (ich, du…).

Итак, вперед: Следующие таблицы дают обзор спряжения глаголов „быть" и „иметь". Вы должны учить это по столбцам и говорить всегда лицо этому глаголу (я, ты…).

- **sein – *быть* (unregelmäßig – *неправильные глаголы*)**

Gegenwart	Vergangenheit Erzählung	Vergangenheit Alltag	Zukunft
Настоящее время	*Прошедшее повествовательное*	*Прошедшее*	*Будущее*
ich bin *я есть*	ich war *я был*	ich bin gewesen *я бывал*	ich werde sein *я буду*
du bist *ты есть*	du warst *ты был*	du bist gewesen *ты бывал*	du wirst sein *ты будешь*
er, sie, es ist *он, она, оно есть*	er, sie, es war *он был, она была, оно было*	er, sie, es ist gewesen *он бывал, она бывала, оно бывало*	er, sie, es wird sein *он, она, оно будет*
wir sind *мы есть*	wir waren *мы были*	wir sind gewesen *мы бывали*	wir werden sein *мы будем*
ihr seid *вы есть*	ihr wart *вы были*	ihr seid gewesen *вы бывали*	ihr werdet sein *вы будете*
sie sind *они есть*	sie waren *они были*	sie sind gewesen *они бывали*	sie werden sein *они будут*

- **haben** – *иметь*

Gegenwart	Vergangenheit Erzählung	Vergangenheit Alltag	Zukunft
Натоящее время	*Прошедшее повествовательное*	*Прошедшее*	*Будущее*
ich habe *я имею*	ich hatte *я имел*	ich habe gehabt *я имел когда-то*	ich werde haben *я буду иметь*
du hast *ты имеешь*	du hattest *ты имел*	du hast gehabt *ты имел когда-то*	du wirst haben *ты будещь иметь*
er, sie, es hat *он, она, оно имеет*	er, sie, es hatte *он имел, она имела, оно имело*	er, sie, es hat gehabt *он, она, имели когда-то*	er, sie, es wird haben *он, она, оно будет иметь*
wir haben *мы имеем*	wir hatten *мы имели*	wir haben gehabt *мы имели когда-то*	wir werden haben *мы будем иметь*
ihr habt *они имеют*	ihr hattet *вы имели*	ihr habt gehabt *они имели когда-то*	ihr werdet haben *они будут иметь*
sie haben *они имеют*	sie hatten *они имели*	sie haben gehabt *они имели когда-то*	sie werden haben *они будут иметь*

- **Regelmäßige Verben (ausgewählte Beispiele)** – *Правильные глаголы (избранные примеры)*

Beispiele für Gegenwart:

Примеры для настоящего времени:

Grundform *Основная форма*	kochen, kaufen, machen, sagen *варить, покупать, делать, говорить*
Stamm *Корень*	koch-, kauf-, mach-, sag- *вар-, купить, дел-, говор*
ich **koch**e, ich **kauf**e, ich **mach**e, ich **sag**e *Я варю, я покупаю, я делаю, я говорю*	**ich** + Stamm mit Endung **-e** *Я + корень с окончанием -е*
du **koch**st, du **kauf**st, du **mach**st, du **sag**st	**du** + Stamm mit Endung **-st**
er **koch**t, er **kauf**t, er **mach**t, er **sag**t	**er, sie, es** + Stamm mit Endung **-t**
wir **koch**en, wir **kauf**en, wir **ma**chen, wir **sag**en	**wir** + Stamm mit Endung **-en**
ihr **koch**t, ihr **kauf**t, ihr **mach**t, ihr **sag**t	**ihr** + Stamm mit Endung **-t**
sie **koch**en, sie **kauf**en, sie **mach**en, sie **sag**en	**sie** + Stamm mit Endung **-en**

Bei den Beispielen habe ich nur die Konjugation in der ersten Person übersetzt. Weitere Formen sind erkennbar.

В примерах я перевела только спряжение в первом лице. Образование следующих форм понятно.

Vergangenheit für Erzählungen: *Прошедшее повествовательное:*

ich **koch**te, ich **kauf**te, ich **mach**te, ich **sag**te *Я варил, я покупал, я делал, я говорил*	**ich** + Stamm mit Endung **-te** *Я+ корень с окончанием -te*
du **koch**test, du **kauf**test, du **mach**test, du **sag**test	**du** + Stamm mit Endung **-test**
er **koch**te, er **kauf**te, er **mach**te, er **sag**te	**er, sie, es** + Stamm mit Endung **-te**
wir **koch**ten, wir **kauf**ten, wir **mach**ten, wir **sag**ten	**wir** + Stamm mit Endung **-ten**
ihr **koch**tet, ihr **kauf**tet, ihr **mach**tet, ihr **sag**tet	**ihr** + Stamm mit Endung **-tet** (selten – редко используется)
sie **koch**ten, sie **kauf**ten, sie **mach**ten, sie **sag**ten	**sie** + Stamm mit Endung **-ten**

Vergangenheit im Alltag: Прошедшее время (форма используется на ежедневной основе):

ich habe ge**koch**t, ich habe ge**kauf**t, ich habe ge**mach**t *Я сварил, я купил, я сделал*	**ich** + **habe** + **ge**- Stamm **-t** *я + habe + ге-корень -t*
du hast ge**koch**t, du hast ge**kauf**t, du hast ge**mach**t	**du** + **hast** + **ge**- Stamm **-t**
sie hat ge**koch**t, sie hat ge**kauf**t, sie hat ge**mach**t	**er, sie, es** + **hat** + **ge**- Stamm **-t**
wir haben ge**koch**t, wir haben ge**kauf**t, wir haben ge**mach**t	**wir** + **haben** + **ge**- Stamm **-t**
ihr habt ge**koch**t, ihr habt ge**kauf**t, ihr habt ge**mach**t	**ihr** + **habt** + **ge**- Stamm **-t**
sie haben ge**koch**t, sie haben ge**kauf**t, sie haben ge**mach**t	**sie** + **haben** + **ge**- Stamm **-t**

13

- **„bin" oder „haben" bei Bildung der Vergangenheit – *„быть" или „иметь" при образовании прошедшего времени***

Es gibt einige Verben, bei denen die Vergangenheit nicht mit „haben", sondern mit „sein" gebildet wird. Diese Verben bereiten oft Unsicherheiten. Einige Wörter, die nur mit „sein" vorkommen, sind Verben der Bewegung oder bezeichnen einen Wechsel der Position oder Situation:

Имеются несколько глаголов, при которых прошедшее время образуется не с „haben", а с „sein". Эти глаголы часто готовят неопределенность. Несколько слов, которые кажутся только с глаголами движения или обозначают изменение позиции или ситуации:

abbiegen	ich bin abgebogen	*сворачивать*	*я свернул*
abfahren	ich bin abgefahren	*отъезжать*	*я отъехал*
abfliegen	ich bin abgeflogen	*вылетать*	*я вылетел*
ankommen	ich bin angekommen	*прибывать*	*я прибыл*
aufstehen	ich bin aufgestanden	*вставать*	*я встал*
aufwachen	ich bin aufgewacht	*просыпаться*	*я проснулся*
aussteigen	ich bin ausgestiegen	*сходить*	*я сошел*
ausziehen	ich bin ausgezogen	*выезжать*	*я выехал*
bleiben	ich bin geblieben	*оставаться*	*я остался*
einschlafen	ich bin eingeschlafen	*засыпать*	*я заснул*
einsteigen	ich bin eingestiegen	*входить*	*я вошел*
explodieren	ich bin explodiert	*взрываться*	*я взорвался*
fahren	ich bin gefahren	*ехать*	*я отъехал*
fallen	ich bin gefallen	*падать*	*я упал*
fliegen	ich bin geflogen	*летать*	*я улетел*
fliehen	ich bin geflohen	*убегать*	*я убежал*
gehen	ich bin gegangen	*идти*	*я пошел*
kommen	ich bin gekommen	*прибыть*	*я прибыл*
laufen	ich bin gelaufen	*бежать*	*я побежал*
mitkommen	ich bin mitgekommen	*сопровождать*	*я сопроводил*
rennen	ich bin gerannt	*бежать*	*я побежал*
schleichen	ich bin geschlichen	*подкрадываться*	*я подкрался*
schwellen	die Hand ist geschwollen	*опухать*	*рука опухла*
schwimmen	ich bin geschwommen	*плавать*	*я поплыл*
springen	ich bin gesprungen	*прыгать*	*я прыгнл*
steigen	die Temperatur ist gestiegen	*расти /подниматься*	*температура поднялась*
sterben	sie ist gestorben	*умирать*	*она умерла*
umziehen	ich bin umgezogen	*переезжать*	*я переезжал*
wachsen	ich bin gewachsen	*расти*	*я выростал*
wandern	ich bin gewandert	*путешествовать*	*я путешествовал*
werden	ich bin geworden	*быть*	*я был*
verschwinden	ich bin verschwunden	*исчезать*	*я исчез*

■   **Aktiv und Passiv** – *Активные и пассивные формы*

Die Unterscheidung, ob man die Vergangenheit mit Hilfsverb „sein" oder „haben" bildet, kann man mit ausführlicher grammatikalischer Erklärung begründen.

Причины, по которым для образования прошедшего времени используют вспомогательные глаголы „sein" или „haben", можно почерпнуть из бесчисленных учебников немецкой грамматики.

Für interessierte Personen stehen Grammatikbücher zur Verfügung. An dieser Stelle aber biete ich noch eine kleine Hilfe an, die die Unterscheidung erleichtert: die aktive oder passive Form der Verben. Die Unterscheidung zwischen Aktiv und Passiv gibt es für alle Zeitformen, in der Vergangenheitsform hat sie aber einen zusätzlichen, praktischen Nutzen, wenn man unsicher ist, ob man die Vergangenheit mit sein oder haben bildet. Wenn man unsicher ist, welche Form richtig ist, kann man gedanklich die Frage beantworten: Habe ich etwas gemacht oder ist mit mir etwas gemacht worden? War ich aktiv oder passiv? Passivsätze werden immer mit „sein + worden" gebildet (Beispiel: ich bin gerufen worden), Aktivsätze je nach Art des Verbs mit „haben" oder „sein" (Beispiel: ich habe gerufen, ich bin gekommen).

Объяснения, в каком случае при образовании прошедшего времени используют вспомогательный глагол „sein", а когда „haben", можно почерпнуть из многочисленных учебников немецкой грамматики. Я же, со своей стороны, предлагаю помощь, которая облегчит понять это различие: это активная или пассивная формы глаголов. Разница между Активной и пассивной формой существует для для всех временных форм, глаголов, однако, в прошледшем времени у нее есть дополнительная, практическая польза, если мы не уверены, нужно ли использовать «sein» или «haben». В случае затруднения нужно ответить на вопрос: Сделал ли я кое-что или что-то было сделано со мной? Был ли я активен или пассивен? Пассивные предложения образуются с „sein + worden" (например: я был позван), активные же предложения образуются, в зависимости от вида глагола - с „haben" oder „sein" (например: я кричал, я прибыл).

Beispiele der häufigsten Fehlerquellen:

Случаи самых часто встречающихся ошибок:

Ich **habe** – etwas gemacht „was?" – aktiv	Ich **bin** – etwas ist gemacht worden „wie?" – passiv
Я сделал	*Я сделан*

Ich habe gekocht (Was habe ich getan?)	Ich bin gekocht worden (Wie bin ich? Kann ich das überhaupt sein?)
Я сварил (что я сделал?)	*Я был вареный (что я был? это возможно?)*
Ich habe gegessen (ich habe etwas getan)	Ich bin gegessen worden (möglich, aber?)
Я съел	*Я был перекусить (возможно, но?)*
Ich habe geliebt (ich habe etwas getan)	Ich bin geliebt worden (jemand liebte mich)
Я любил	*Я был любим*
Ich habe gesehen, wie das passierte (ich war aktiv)	Ich bin gesehen worden (ich wurde gesehen)
Я видел, как это произошло	*Мне было видно*
Ich habe ihn geschlagen (ich war aktiv)	Ich bin geschlagen worden (man hat mich geschlagen)
Я его ударил	*Я был ударен*
Ich habe dich erschreckt (ich war aktiv)	Ich bin erschreckt worden (man hat mich erschreckt)
Я тебя напугал	*Я был напуган*
Ich habe ein Kind geboren (ich war aktiv)	Ich bin geboren worden (man hat mich geboren)
Я родила ребенка	*Меня родили*

- **Zukunft –** *Будущее время*

ich werde **koch**en, ich werde **kauf**en, ich werde **mach**en	**ich + werde**+Stamm **-en**
Я сварю, куплю, сделаю	**я буду** + *корень с окончанием -en*
du wirst **koch**en, du wirst **kauf**en, du wirst **mach**en	**du + wirst** + Stamm **-en**
er, sie, es wird **koch**en, wird **kauf**en, wird **mach**en	**er, sie, es + wird**+ Stamm **-en**
wir werden **koch**en, wir werden **kauf**en, wir werden **mach**en	**wir+werden** + Stamm **-en**
ihr werdet **koch**en, ihr werdet **kauf**en, ihr werdet **mach**en	**ihr + werdet** + Stamm **-en**
sie werden **koch**en, sie werden **kauf**en, sie werden **mach**en	**sie + werden** + Stamm **-en**

- **Unregelmäßige Verben** – *Нерегулярные глаголы*

Und zum Schluss die Ausnahmen, also einige unregelmäßige und gemischte Verben:

И наконец, исключения, нерегулярные и смешаные глаголы:

Infinitiv	Präteritum	Perfekt	*Übersetzung*
backen	backte	hat gebacken	*печь*
beginnen	begann	hat begonnen	*начинать*
bleiben	blieb	ist geblieben	*оставаться*
brechen	brach	ist gebrochen	*вырывать*
denken	dachte	hat gedacht	*думать*
erschrecken	erschrak	ist erschrocken	*пугать*
essen	aß	hat gegessen	*есть*
fahren	fuhr	ist gefahren	*ехать*
fallen	fiel	ist gefallen	*падать*
finden	fand	hat gefunden	*находить*
frieren	fror	hat gefroren	*мёрзнуть*
gehen	ging	ist gegangen	*идти*
geben	gab	hat gegeben	*давать*
gelingen	gelang	ist gelungen	*удаваться*
geschehen	geschah	ist geschehen	*происходить*
gewinnen	gewann	hat gewonnen	*выигрывать*
haben	hatte	hat gehabt	*иметь*
halten	hielt	hat gehalten	*останавливаться*
hängen	hing	ist gehangen	*висеть*
helfen	half	hat geholfen	*помогать*
kennen	kannte	hat gekannt	*знать*
können	konnte	hat gekonnt	*мочь*
kommen	kam	ist gekommen	*приходить*
laufen	lief	ist gelaufen	*бежать*
leiden	litt	hat gelitten	*жалеть*
liegen	lag	ist/hat gelegen	*лежать*
lügen	log	hat gelogen	*врать*
mögen	mochte	hat gemocht	*мочь*
müssen	musste	hat gemusst	*быть должным*
nehmen	nahm	hat genommen	*брать*

Infinitiv	Präteritum	Perfekt	Übersetzung
reiben	rieb	hat gerieben	скрести
reißen	riss	ist gerissen	отрывать
rennen	rannte	ist gerannt	бежать
riechen	roch	hat gerochen	пахнуть
rufen	rief	hat gerufen	звать
schlafen	schlief	hat geschlafen	спать
schlagen	schlug	hat geschlagen	бить/ударять
schneiden	schnitt	hat geschnitten	резать
schreiben	schrieb	hat geschrieben	писать
schweigen	schwieg	hat geschwiegen	молчать
sehen	sah	hat gesehen	смотреть
singen	sang	hat gesungen	петь
sitzen	saß	ist/hat gesessen	сидеть
sprechen	sprach	hat gesprochen	говорить
stechen	stach	hat gestochen	колоть
stehen	stand	ist/hat gestanden	стоять
sterben	starb	ist gestorben	умирать
stinken	stank	hat gestunken	вонять
streiten	stritt	hat gestritten	спорить
tragen	trug	hat getragen	нести
treffen	traf	hat getroffen	встречать
trinken	trank	hat getrunken	пить
tun	tat	hat getan	действовать
vergessen	vergaß	hat vergessen	забывать
verlieren	verlor	hat verloren	терять
waschen	wusch	hat gewaschen	мыть
werfen	warf	hat geworfen	бросать
wiegen	wog	hat gewogen	весить
wissen	wusste	hat gewusst	знать
wollen	wollte	hat gewollt	хотеть
ziehen	zog	hat gezogen	тянуть
zwingen	zwang	hat gezwungen	заставлять

Wichtige Hinweise zur Organisation der Pflegebeschäftigung – Важные установки по организации санитарной службы

© Springer-Verlag GmbH Deutschland 2017
N. Konopinski-Klein, *Russisch – Deutsch für die Pflege zu Hause*,
https://doi.org/10.1007/978-3-662-54153-1_14

14.1 Vorteile der Vermittlung durch eine Arbeitsagentur – Премущества трудоустройства через агенство посредничества

Sowohl bei der Suche nach einer Pflegerin als auch bei der Überlegung, sich als Pflegerin nach Deutschland zu bewerben, empfehle ich die Zusammenarbeit mit einer Vermittlungsagentur.

Как при поиске санитарки, так и при решении работать санитаркой в Германии, я рекомендую сотрудничество с агентством посредничества.

Die Kosten für eine Pflegerin und der Verdienst als Pflegerin sind abhängig von ihren Sprachkenntnissen. Je besser eine Pflegerin Deutsch spricht, desto teurer ist sie. Die Pflegebedürftigkeit eines Familienangehörigen ist oft eine hohe finanzielle Belastung, allerdings entscheidet manchmal ein Unterschied von 200 Euro über eine gute Zusammenarbeit und die Sicherheit der zu pflegenden Person. Gerade in Notfallsituationen ist es wichtig, dass die Pflegerin sich gut verständigen kann, um sofort eventuell nötige Hilfe zu holen bzw. die entsprechenden Personen zu benachrichtigen. Auch Gespräche mit dem Betreuten sind für dessen Wohlbefinden nicht zu unterschätzen und verlangsamen beispielsweise die Entwicklung von Demenz. Bei Betreuten, die zwar körperlich behindert, aber geistig fit sind, ist die Pflegerin zugleich ein Gesprächspartner.

Заработок санитарки, как и ее содержание, зависит от ее знания языка. Чем лучше санитарка говорит по-немецки, тем дороже ее работа. Хотя для семьи пациента содержание санитарки - часто высокая финансовая нагрузка, иногда различие в цене в 200 € - решается в пользу хорошей работницы и надежности санитарки. Как раз в этих случаях важно, чтобы санитарка могла хорошо объясняться, чтобы начать оказывать необходимую помощь сразу, а при необходимости могла уведомлять о сложностях с пациентом соответствующих людей. Также не нужно недооценивать, что беседы с пациентом очень полезны для его самочувствия и замедляют, к примеру, развитие слабоумия. Для пациент, слабого физически, но здорового духовно, санитарка- это каждодневный очень важный собеседник.

Oft, gerade aus Kostengründen, entsteht die Überlegung, jemanden selbst schwarz einzustellen. Davon ist abzuraten. Abgesehen von der eindeutigen Rechtslage (Schwarzarbeit ist verboten und wird strafrechtlich verfolgt) ist es eine sehr kurzfristige Ersparnis. Schwarzarbeitende Personen sind weder unfall-, haftpflicht-, renten- noch krankenversichert. Eine Urlaubsversicherung (oft im Heimatland abgeschlossen) reicht nicht aus. Eine schwarzarbeitende Pflegerin schadet sich selbst und setzt sich der Gefahr einer willkürlichen Behandlung aus. Man hört oft von solchen Beispielen: Eine Pflegerin brach sich das Bein und wurde ohne Versorgung in den Bus gesetzt, um Krankenhauskosten zu sparen; eine Pflegerin durfte nur selten und nur abends das Haus verlassen, um Nachbarn nicht auf sich aufmerksam zu machen; eine Pflegerin durfte nur einmal pro Woche duschen, um Wasser zu sparen usw. Solche und ähnliche Beispiele sind keine Ammenmärchen und lassen sich durch die Betreuung einer Pflegeagentur verhindern.

Часто, как раз по причинам издержек, возникает желание работать по-черному. Хочу сразу отсоветовать это делать. Помимо того, что нелегальная работа запрещена и уголовно наказуема, это очень краткосрочная экономия. Нелегально работающие люди не имеют страховки на случай болезни, аварии, пенсии. Отпускное страхование (часто заключенное на родине) не достаточно. Нелегально работающая санитарка вредит самой себе и подвергает себя опасности произвольного обращения. Часто слышу о таких примерах: Санитарка сломала ногу и была посажена без обеспечения в автобус, чтобы сэкономить издержки на больницу; санитарка могла покидать дом редко и только вечером, чтобы не обращать внимание на себя соседей; санитарка могла принимать душ только раз в неделю, чтобы экономить воду и т.д. Эти и похожие примеры - не бабушкины сказки и их можно предотвратить работой через агенство.

14.2 Informationen für die Pflegerin – Информация для санитарки

Информация для санитарки

Wenn Sie mit einer Agentur in Russland arbeiten, schließen Sie mit dieser einen Arbeitsvertrag ab und werden in das von Ihnen gewünschte Land „entsendet" (delegiert). Die Entsendung beinhaltet eine Sozialversicherung (ZUS). Sie bekommen das A1-Formular, welches bescheinigt, dass Ihr Arbeitgeber/Auftraggeber im Gastland von der Sozialversicherungspflicht befreit ist.

Если Вы работаете с агентством в России, заключите с ним трудовой договор и уполномочьте отправить заявку в желаемую Вами страну. Отправка содержит социальное страхование (ZUS). Агентство получает формуляр A1, который подтверждает, что Ваш работодатель/заказчик в принимающей гостей стране не состоит на государственном социальном страховании.

Leider gibt es auch in diesem Sektor einige „schwarze Schafe": Firmen, die Mitarbeiter einstellen und z. B. sich selbst überlassen, kein Gehalt zahlen, keine geeigneten Rahmenbedingungen bieten (Wohnraum, Arbeitszeiten, Bezahlung) und mit Druck und Einschüchterung arbeiten.

К сожалению, и в этом секторе также имеются несколько "белых ворон": Компании, которые принимают сотрудников и предоставляют их самим себе, зарплату не платят, не предоставляют никаких условий и заставляют, под давлением и запугиванием, работать.

Информация для семьи пациента

14.3 Informationen für die Familie der zu pflegenden Person – Информация для семьи пациента

Es besteht eine Möglichkeit, selbst als Arbeitgeber zu fungieren. Hierzu können Sie sich mit der Bundesagentur für Arbeit – Zentrale Arbeits- und Fachvermittlung in Magdeburg – in Verbindung setzen. Mit Hilfe dieser Agentur können Sie eine Haushaltshilfe oder eine Fachpflegerin einstellen, die aus einem EU-Land kommt. Die Adresse der Agentur steht im ► Kap. 15 (Wichtige Adressen). Dort finden Sie die Kontaktdaten und Sie können sich direkt bei der Bundesagentur für Arbeit über die Bedingungen informieren.

Для Вас существует возможность действовать также в качестве работодателя. Для этого Вы должны связяться с федеральным агентством по работе – центр ArbeitsVermittlung и его отраслевым посредничеством в Магдебурге. С помощью этого агентства Вы можете устраивать домработницу или профессиональную санитарку, которая прибывает из страны ЕС. Адрес агентства стоит в гл. 15 (Важные адреса). Там же Вы найдете контактные данные, с посредством которых Вы можете непосредственно осведомляться в федеральном агентстве по работе о вакантных местах.

Gängiger ist die Zusammenarbeit mit einer Vermittlungsagentur.

Работа совместно с Агенством по работе- более продуктивна.

Bei der Suche nach einer geeigneten Agentur im Internet werden Sie auf eine Fülle von Adressen und Firmen stoßen, die Sie gerne unter Vertrag nehmen würden. Die Entscheidung für eine bestimmte Agentur ist schwer. Die Größe der Firma sollte nicht unbedingt entscheidend sein, denn auch bei sehr großen Firmen kann es passieren, dass zwar im Internet eine gute Betreuung angeboten wird, dass man aber beim Anruf unter der Nummer einer angebotenen Kontaktperson immer in der Zentrale landet und pauschal abgefertigt wird.

При поиске подходящего агентства в интернете Вы натолкнетесь на изобилие адресов и компаний, с которыми Вы охотно связались бы договором. Решить, какую компанию выбрать- тяжело. Величина компании необязательно все решает, потому что может случаться, что в интернете предлагается хорошее обслуживание, чтобы привлечь клиентуру, однако, при вызове по номеру выбранной компании Вы попадаете всегда в Центр, откуда Вас направляют на маленькую фирму.

Achten Sie bei der Auswahl der Pflegevermittlungsagentur auf die Art, wie man mit Ihnen umgeht. Werden Sie respektvoll und als Individuum behandelt? Wenn ja, dann sind Sie in guten Händen.

Wenn Sie sich für eine bestimmte Vermittlungsagentur entschieden haben, steht Ihnen für die Zeit der Betreuung ein Vermittler vor Ort zur Verfügung. Diese Person fungiert als Kontaktperson und Koordinator zwischen der Familie und der Betreuerin. Sie empfängt die Betreuerin an der Ankunftsstelle in Deutschland, bringt Sie zum Betreuten, kümmert sich um die Organisation der Betreuung und steht im Falle einer Erkrankung, bei benötigter Vertretung, bei Kommunikationsschwierigkeiten und bei allen anderen organisatorischen Fragen und Belangen zur Verfügung.

При выборе агентства посредничества по уходу, обращайте внимание, как обходятся с Вами. Обращаются ли с Вами почтительно и как с индивидуумом? Если да, тогда Вы в хороших руках.

Если Вы решились на определенное агентство посредничества, представитель посредничества на месте находится в Вашем распоряжении на все время обслуживания пациента. Это лицо действует в качестве посредника и координатора между семьей и санитаркой. Оно принимает санитарку по месту прибытия в Германии, приводит ее к пациенту, заботится об организации обслуживания и находится в распоряжении в случае заболевания, при необходимом представительстве, при коммуникативных трудностях и при всех других организационных вопросах и интересах.

Um sowohl der künftigen Betreuerin als auch der Familie der zu betreuenden Person die Auswahl einer richtigen Agentur zu erleichtern, habe ich nachfolgend eine Checkliste erstellt.

Чтобы облегчить выбор подходящего агентства, как будущей санитарки, так и семьи пациента, я предлагаю контрольный-лист:

- **Checkliste für die Wahl einer Vermittlungsagentur –** *Контрольный лист для выбора агентуры*

▬ Spricht Sie die Internetseite/die Anzeige der Firma an (informativ, ausführlich, freundlich)?

Выглядит ли интернет-страница/объявление компании (информационно, подробно, любезно)?

▬ Haben Sie bereits von der Agentur gehört (Freunde, Bekannte, Presse, Internet)?

Слышали ли Вы уже об этом агентстве (от друзей, знакомых, из прессы, интернета)?

▬ Sind die Mitarbeiter schnell telefonisch erreichbar oder müssen Sie auf die Verbindung mit einer kompetenten Person lange in der Warteschleife warten?

Могут ли быть быстро достигнуты сотрудники по телефону или вы должны долго ждать связи с компетентным лицом в цикле ожидания?

▬ Ist die Kontaktperson freundlich und beantwortet sie alle Ihre Fragen? Nimmt sie sich ausreichend Zeit für Sie?

Приветлив ли посредник и отвечает ли на все Ваши вопросы? Уделяет ли он Вам достаточно времени?

▬ Gibt es eine Vertretung in Notsituationen? Wie lange dauert es, bis eine Ersatzperson eintritt?

Имеется ли заменяющее лицо в случае отсутствия представителя? Как долго приходится ждать прибытия заместителя?

Tipps für die Pflegefamilie in Deutschland – *Вопросы для семьи пациента*

◾ Mit welcher Agentur in Russland wird gearbeitet? Ist diese Agentur seriös?

С каким агентством в России Вы работали? Внушает оно доверие?

◾ Wieviel können Sie bezahlen?

Сколько можете Вы платить?

◾ Wie wichtig sind für Sie die Sprachkenntnisse der Pflegerin?

Как важен для Вас уровень владения языком у санитарки?

◾ Was passiert, wenn die Pflegerin verhindert, krank oder im Urlaub ist?

Что происходит, если санитарка прекратит работу, заболеет, или уедет в отпуск?

◾ Wie werden Probleme mit der Pflegerin gehandhabt?

Как решаются возникшие проблемы с санитаркой?

- Wie sind die Arbeitszeiten geregelt?

  Как урегулировано рабочее время?

- Wie wird die Rechnung gestellt? Sind Sozialabgaben und Fahrtkosten enthalten?

  Занесены ли расходы предпринимателя по социальному страхованию и платы за проезд в список, предназначенный к уплате?

- Welche Wohnräumlichkeiten stehen der Pflegerin zur Verfügung?

  Какие жилые помещения находятся в пользовании санитарки?

Tipps für die Pflegerin in Russland – Вопросы для санитарки из России

- Welcher Vermittler in Deutschland ist für Sie zuständig? Wer sind die Kontaktpersonen?

  Какой посредник в Германии отвечает за Вас? Кто посредники?

- Steht der Koordinator in Deutschland durchgehend für Sie zur Verfügung?

  Находится ли представитель агентуры в Германии в постоянном контакте с Вами?

- Möchten Sie in einer bestimmten Region in Deutschland arbeiten?

  Хотели бы Вы работать в Германии в определенном регионе?

- Ist der Vertrag für Sie verständlich, klar und beinhaltet eine Fahrtkostenregelung?

  Понятен ли договор Вам, и содержит ли он пункт возмещения оплаты за проезд?

- Wann und wie wird Ihr Gehalt bezahlt?

  Когда и как оплачивается Ваша зарплата?

- Wie oft werden Sie mit der Kontaktperson in Deutschland in Verbindung treten? In welchen Situationen können Sie mit Unterstützung rechnen?

  Как часто Вы будете входить в контакт с посредником Агенства в Германии? В каких ситуациях Вы можете расчитывать на его поддержку?

- Welche Abschläge im Lohn sind zu erwarten? (Fahrtkosten, Verbrauchskosten)

  Какие отчисления от зарплаты нужно ожидать? (Платы за проезд, издержки потребления)

- Ist die Firma amtlich eingetragen?

  Зарегистрирована ли компания в Центральном Агенстве по трудоустройству?

- Wie ist der Transport organisiert?

  Как организован транспорт?

Wichtige Adressen –
Важные адреса

© Springer-Verlag GmbH Deutschland 2017
N. Konopinski-Klein, *Russisch – Deutsch für die Pflege zu Hause*,
https://doi.org/10.1007/978-3-662-54153-1_15

Управления и объединения

15.1 Ämter und Verbände – Управления и объединения

— **Bundesministerium für Arbeit und Soziales (BMAS)**
Министерство труда и социального обеспечения
Wilhelmstraße 49
10117 Berlin
Telefon: 030-18527-0

— **Bundesministerium für Gesundheit (BMG)**
Министрество здравоохранения
Rochusstraße 1
53123 Bonn
Friedrichstraße 108
10117 Berlin
Telefon: 030-18441-0
E-Mail: info@bmg.bund.de
► http://www.bundesgesundheitsministerium.de
Aktuelle Ratgeber für Pflegeleistungen und weiterführende Informationen zu Neuregelungen im Bereich des Pflegeversicherungsrechts.
Актуальные советники по уходу и дополнительной информации в области страхования ухода за пациентами.

— **Bundesministerium für Familie, Senioren, Frauen und Jugend (BMFSFJ)**
Федеральное министерство по делам семьи, пожилых людей, женщин и молодежи
Glinkastraße 24
10117 Berlin
Telefon: 030-20179130
E-Mail: poststelle@bmfsfj.bund.de
► http://www.bmfsfj.de

— **Bundesverband der Betreuungskräfte (BDBK e. V.)**
Федеральный союз помощи инвалидам
Luisenstraße 41
10117 Berlin
Telefon: 030 3087858833
E-Mail: info@bdbk.eu
► http://www.bdbk.eu
Größte berufsständische Vertretung der Interessen selbständiger Betreuungskräfte.
Самое большое профессионально-сословное представительство интересов независимых сил обслуживания.

Pflegeberatung

Консультация ухода(за пациентом)

▶ http://www.pflegeberatung.de

Eine Initiative der Privaten Krankenversicherung. Ermöglicht die Suche nach Pflegeberatungsstellen und Pflegeeinrichtungen in Wohnortnähe.

Инициатива частного страхования на случай болезни. Осуществляет поиск консультаций по уходу и обслуживанию пациентов вблизи места жительста.

Verband für häusliche Betreuung und Pflege (VHBP e. V.)

Союз по обслуживанию и уходу на дому

Friedrichstraße 191

10117 Berlin

Telefon: 030-20659427

E-Mail: info@vhbp.de

▶ http://www.vhbp.de

Sehr wichtige und informative Internetseite. Ziel des VHBP e.V ist die Erarbeitung von Qualitätsstandards für die häusliche Betreuung und Pflege, die von den Mitgliedern eingehalten werden und im Laufe der Zeit branchenweit Ausstrahlungswirkung entfalten sollen.

Очень важная информационная интернет-страница. Целью VHBP e.V является выработка высококачественных стандартов для домашнего обслуживания и ухода, которые определяются членами общества и должны развивать в течение времени сферу влияния.

Zentrale Arbeitsvermittlung

Центральная посредническая контора

ZAV – IPS Magdeburg

Kennwort Haushaltshilfen

Hohe Pfortestraße 37

39104 Magdeburg

E-Mail: zav-ips-sachsen-anhalt-thueringen@arbeitsagentur.de

Bundesverband Pflegemanagement

Государственное объединение по уходу за инвалидами

Alt-Moabit 91

10559 Berllin

▶ www.bv-pflegemanagement.de

Ziel und Zweck des Verbands sind die aktive Interessenvertretung der Profession Pflege und insbesondere des Pflegemanagements in Politik und Öffentlichkeit.

Целью союза является активное представление в правительстве и общественности интересов лиц, занятых уходом за инвалидами.

Эту книгу можно купить

15.2   Dieses Buch ist erhältlich – Эту книгу можно купить

━ In Deutschland: in jeder Buchhandlung
В Германии в любом книжном магазине.
━ Im Internet: Springer-Verlag, unter ▶ http://www.springer.
com/de/book/978-3-662-53562-2
В интернете Springer-Verlag ▶ http://www.springer.com/de/
book/978-3-662-53562-2

15

Serviceteil

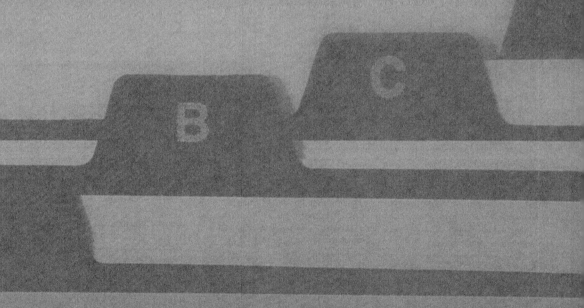

© Springer-Verlag GmbH Deutschland 2017

N. Konopinski-Klein, *Russisch – Deutsch für die Pflege zu Hause*, https://doi.org/10.1007/978-3-662-54153-1

Stichwortverzeichnis

Йндекс

Printed in the United States
By Bookmasters